改訂コルポスコピースタンダードアトラス：日本婦人科腫瘍学会 2014

公益社団法人 日本婦人科腫瘍学会 編集
公益社団法人 日本産科婦人科学会 後援

中外医学社

改訂コルポスコピースタンダードアトラス：
日本婦人科腫瘍学会 2014
Revised Standard Atlas of Colposcopy : JSGO2014

日本婦人科腫瘍学会

理事長　嘉村　敏治

教育委員長　櫻木　範明

コルポスコピー国際分類改訂小委員会

植田　政嗣　委員長

牛嶋　公生　委員

小笠原利忠　委員

久布白兼行　委員

寒河江　悟　委員

杉山　徹　委員

平井　康夫　委員

藤井多久磨　委員

室谷　哲弥　委員

長谷川壽彦　顧問

序

　昨今の子宮頸癌予防，検診，啓発活動の高まりとともに，二次精検を必要とする患者も増加しており，子宮腟部拡大鏡診（コルポスコピー）は現在不可欠の手段となっています．ベセスダシステムでは，high-risk HPV 陽性 ASC-US ならびに LSIL 以上の全ての細胞診異常例に対してコルポ下生検が推奨されており，その臨床検査法としての重要性が一層高まってきました．また，CIN1，CIN2 症例は HPV genotyping に基づいて検診間隔や治療の要否を勘案しますが，その臨床的取扱いにはコルポスコピーが不可欠であります．

　コルポスコピー所見分類に関しては，国際的な情勢に対応して，わが国でも過去 3 回にわたり図譜が発行されてきました．1975 年にグラーツで開催された第 2 回国際子宮頸部病理・コルポスコピー学会（International Federation of Cervical Pathology and Colposcopy: IFCPC）で採択された国際分類を本邦用に改編し，初版であるコルポスコピー標準図譜（1980 年，日本コルポスコピー研究会編）が発刊されました．次に，第 2 回目の大幅な分類改正が 1990 年にローマの第 7 回 IFCPC 学会で行われ，わが国でもそれに対応して改訂コルポスコピー標準図譜（1994 年，日本婦人科病理・コルポスコピー学会編）が発刊されました．さらに，2002 年にバルセロナで開催された第 11 回 IFCPC 学会で，ローマ分類を改訂した新しい国際所見分類（バルセロナ分類）が採択されました．日本婦人科腫瘍学会でもそれに対応して改訂用語が定められ，「新コルポスコピースタンダードアトラス：日本婦人科腫瘍学会 2005」が発刊されています．

　一方，2011 年にリオデジャネイロで開催された第 14 回 IFCPC 学会で，また新たにコルポスコピー所見分類の改訂が行われました．今回の改訂では，子宮頸部の全体像や異常所見の概観を把握した上で個々の所見を整理するというコンセプトであること，異型血管を浸潤癌疑いに含めていること，リープ切除方式に言及していること，腟病変にもコルポ所見分類を適用すること，などが従来と異なっています．これまでも改訂のたびに混乱がみられたので，わが国が世界の趨勢に必ずしも全面的に従う必要性はないと思われましたが，日本婦人科腫瘍学会では再び改訂小委員会を立ち上げて対応策を協議してきました．

　今回の改訂では，今後の国際的対応も考慮しリオデジャネイロ分類を基盤として大幅に変更を加えました．詳細は本書に記載しておりますが，可能な限り簡潔で現行の日本版コルポスコピー所見分類に慣れている医師にとって混乱なく受け入れ可能なコルポスコピー所見分類として提示しました．正常，異常所見，その他非癌所見の症例写真も，第 3 版の図譜と関連を持たせながら，さらに充実しました．

　ここに編集に当たってご尽力下さった各委員ならびに中外医学社各位に感謝するとともに，「改訂コルポスコピー所見分類：日本婦人科腫瘍学会 2014」が皆様の日常診療のお役に立つことを心から願う次第です．

2014 年 3 月

日本婦人科腫瘍学会
コルポスコピー標準図譜
改訂小委員会
委員長　植田　政嗣

初版の序

　本書は，1975年 International Federation for Cervical Pathology and Colposcopy（IFCPC）において公示された英文の新コルポスコピー所見分類の用語と定義を日本コルポスコピー研究会が邦訳するとともに，本会としての公式解釈を附記し，この定義に沿ったコルポスコピーの標準的所見をカラー写真で示すべく日本コルポスコピー研究会によって計画されたものである．

　本書は，各編集委員の手元に保存されている貴重な症例と，そのコルポスコピー写真を多数集め，数回にわたる討議を重ねるなかで完全な合意をえたもののみを収録したものである．

　初期子宮頸癌の診断法としてコルポスコピーが世界的に急速に普及しつつある現在，本書を発刊することはきわめて時期をえたものと考える．また本書によりIFCPCの所見分類と名称および定義が正しく理解され，わが国におけるコルポスコピーの普及と発展に寄与できることを切に念願する次第である．

　　1980年7月

　　　　　　　　　　　　　　　　　　　　　　　監修　栗原　操寿
　　　　　　　　　　　　　　　　　　　　　　　　　　天神　美夫
　　　　　　　　　　　　　　　　　　　　　　　　　　野田起一郎

第2版の序

　コルポスコピーが子宮頸部病変の診断法として，1925年にドイツのHinselmannによって開発されて以来，SchauensteinやNavratilらのドイツ学派がこれを継承したが，当時，アメリカではあまり普及しなかったようである．一方，細胞診はその3年後の1928年にPapanicolaouにより導入され，今日ではこれらは初期頸癌や異形成の検出には必須の検査法となっている．

　コルポスコピー所見に関しては，Hinselmann分類のほか，Wespi分類やGlatthaar–Müeller分類などが提示され，わが国でも，増淵–御園生分類（1958年）や栗原分類（1971年）などがみられる．その後，1975年にInternational Federation of Cervical Pathology and Colposcopy（IFCPC）の用語委員会より新コルポスコピー所見分類が示された．そして当時の日本コルポスコピー研究会において，その日本語訳がなされ「コルポスコピー標準図譜」が刊行された．これが現在までわが国で用いられてきた分類である．その後，さらに本書の「新コルポスコピー所見分類の成立について」の項に記されているような経緯で，1990年，IFCPCにおいて新分類が設定された．これに応じて，日本婦人科病理・コルポスコピー学会のコルポスコピー用語検討委員会での慎重な検討と学術集会における2回のシンポジウムを経て，それらの日本語訳と所見に対する意見の統一をみるに至った．なおこの分類と用語については，日本産科婦人科学会でも合意が得られ，今後，わが国で採用されることになった．

　このたび，編集委員が持ち寄った多数のコルポスコピーの写真のうちより，定型例を選定し，初版の図譜とも関連を持たせながら，解説を加えた図譜として出版する運びとなった．ここに編集に当たってご尽力下さった各位に感謝するとともに，わが国におけるコルポスコピーの益々の発展を願う次第である．

　　　　1994年3月1日

　　　　　　　　　　　　　　　　　　　　　　　監修　杉森　甫
　　　　　　　　　　　　　　　　　　　　　　　　　　矢嶋　聰
　　　　　　　　　　　　　　　　　　　　　　　　　　山辺　徹

第3版の序

コルポスコピーは細胞診とともにきわめて重要な子宮頸部病変の診断法として確立されており，両者の有効活用を図ることで強力な診断力を発揮します．この分野での大先達である故増淵一正博士は「コルポスコピーは闇夜にちょうちん」と喝破されましたが，これ無くして正確な biopsy や局所治療はありえません．

コルポスコピー所見分類の国際的な統一は Graz（1975年）での第2回 International Federation of Cervical Pathology and Colposcopy（IFCPC）の学会開催時においてなされました．その国際分類を本邦用に改編した分類・所見名はコルポスコピー標準図譜（1980年，日本コルポスコピー研究会編）として発刊されましたが，それは基本的に頸部新生物は移行帯から発生するという考え方に立って作成されています．次に，第2回目の大幅な分類改正が1990年に Rome の IFCPC 第7回国際学会で行われましたが，これには Graz 分類に加えて移行帯以外からの発生，HPV 感染所見や質的所見（grading）を取り入れています．わが国でもそれに相当する本邦訳を行い，改訂コルポスコピー標準図譜（1994年，日本婦人科病理・コルポスコピー学会編）として発刊しました．ついで今度，3度目の分類改正が Barcelona（2002年）の第11回国際学会において行われ，複雑な Rome 国際分類が逆に簡略化されました．

今回の改訂については，本著の中に詳細に記載していますが，Barcelona 国際分類では異常所見の中にわが国になじめないヨード反応所見があり，また Keratosis をその他の非癌所見に組み込むなどの受け入れがたい個所については，これらを割除・是正し，現在使用している所見分類を残しながら，全体として Barcelona 国際分類同様に簡略化したものにしました．

皆様が今回の「新コルポスコピー所見分類：日本婦人科腫瘍学会2005」を十分ご理解下さりコルポスコピーに習熟されますことを心から希望いたします．

2005年6月

日本婦人科腫瘍学会
理事長　植木　實
コルポスコピー国際分類
改訂小委員会
編集委員長　長谷川壽彦

目 次

改訂コルポスコピー所見分類：日本婦人科腫瘍学会 2014 ……………………………… 8
改訂コルポスコピー所見分類：日本婦人科腫瘍学会 2014　所見対応略図記載法 ……… 9
改訂コルポスコピー所見分類：日本婦人科腫瘍学会 2014　成立について ……………… 10
Colposcopic Classification：Rio de Janeiro 2011 ……………………………………… 11
コルポスコピー所見分類：日本婦人科腫瘍学会 2005 …………………………………… 12
Colposcopic Classification：Barcelona 2002 …………………………………………… 13
リオデジャネイロ国際分類とバルセロナ国際分類の相違について……………………… 14
コルポスコピー所見分類採択の歴史的経緯………………………………………………… 16
A. 総合評価 …………………………………………………………………………………… 18
B. 正常所見 …………………………………………………………………………………… 21
C. 異常所見 …………………………………………………………………………………… 24
D. 浸潤癌所見 ………………………………………………………………………………… 37
E. その他の非癌所見 ………………………………………………………………………… 40
改訂コルポスコピー所見分類：日本婦人科腫瘍学会 2014　各所見解説 ……………… 49
　参考　リオデジャネイロ国際分類における腟所見および円錐切除法に関する見解 ……… 53
コルポスコープ紹介…………………………………………………………………………… 55
編集後記………………………………………………………………………………………… 57

改訂コルポスコピー所見分類：日本婦人科腫瘍学会 2014

A）総合評価　General assessment　　　　　　　　　　　　　　　　　　　　GA
　1. 観察可　観察不可（理由：炎症，出血，瘢痕など）
　　　　Adequate or inadequate for the reason（inflammation, bleeding, scar, etc）　ADE or INA
　2. 扁平円柱境界　Squamocolumnar junction　　　　　　　　　　　　　　　SCJ
　　　可視　Completely visible　　　　　　　　　　　　　　　　　　　　　V1
　　　部分的可視　Partially visible　　　　　　　　　　　　　　　　　　V2
　　　不可視　Not visible　　　　　　　　　　　　　　　　　　　　　　　V3
　3. 移行帯　Transformation zone　　　　　　　　　　　　　　　　　　　TZ
　　　1型　Type 1　　　　　　　　　　　　　　　　　　　　　　　　　　TZ1
　　　2型　Type 2　　　　　　　　　　　　　　　　　　　　　　　　　　TZ2
　　　3型　Type 3　　　　　　　　　　　　　　　　　　　　　　　　　　TZ3

B）正常所見　Normal colposcopic findings　　　　　　　　　　　　　　NCF
　1. 扁平上皮　Original squamous epithelium　　　　　　　　　　　　　S
　2. 円柱上皮　Columnar epithelium　　　　　　　　　　　　　　　　　　C
　3. 化生上皮　Metaplastic squamous epithelium　　　　　　　　　　　T
　　　ナボット卵　Nabothian cysts　　　　　　　　　　　　　　　　　　N
　　　腺開口　Gland openings　　　　　　　　　　　　　　　　　　　　　Go

C）異常所見　Abnormal colposcopic findings　　　　　　　　　　　　　ACF
　1. 概観　General principles
　　　病変の部位：移行帯（内，外）（　時方向）
　　　　Location of the lesion：inside or outside the transformation zone（clock position）
　　　病変の大きさ：子宮腟部占拠率（　%）
　　　　Size of the lesion：percentage of cervix the lesion covers
　2. 軽度所見　Grade 1（minor）
　　　白色上皮（軽度）　Thin acetowhite epithelium　　　　　　　　　W1
　　　モザイク（軽度）　Fine mosaic　　　　　　　　　　　　　　　　M1
　　　赤点斑（軽度）　Fine punctation　　　　　　　　　　　　　　　P1
　　　不規則・地図状辺縁　Irregular, Geographic border　　　　　　　B1
　3. 高度所見　Grade 2（major）
　　　白色上皮（高度）　Dense acetowhite epithelium　　　　　　　　W2
　　　モザイク（高度）　Coarse mosaic　　　　　　　　　　　　　　　M2
　　　赤点斑（高度）　Coarse punctation　　　　　　　　　　　　　　P2
　　　異常腺開口　Abnormal gland openings　　　　　　　　　　　　　aGo
　　　鋭角辺縁，内部境界，尾根状隆起　Sharp border, Inner border, Ridge sign　B2
　4. 非特異的所見　Nonspecific findings
　　　白斑（角化，過角化）　Leukoplakia（keratosis, hyperkeratosis）　L
　　　びらん　Erosion　　　　　　　　　　　　　　　　　　　　　　　Er

D）浸潤癌所見　Suspicious for invasion　　　　　　　　　　　　　　　IC
　　　異型血管　Atypical vessels　　　　　　　　　　　　　　　　　　aV
　　　付随所見　Additional signs: fragile vessels, irregular surface, exophytic lesion,
　　　　necrosis, ulceration（necrotic）, tumor or gross neoplasm

E）その他の非癌所見　Miscellaneous findings　　　　　　　　　　　　MF
　1. コンジローマ　Condyloma　　　　　　　　　　　　　　　　　　　　Con
　2. 炎症　Inflammation　　　　　　　　　　　　　　　　　　　　　　　Inf
　3. 萎縮　Atrophy　　　　　　　　　　　　　　　　　　　　　　　　　Atr
　4. ポリープ（頸管外，頸管内）　Polyp（ectocervical or endocervical）　Po
　5. 潰瘍　Ulcer　　　　　　　　　　　　　　　　　　　　　　　　　　Ul
　6. その他　Others　　　　　　　　　　　　　　　　　　　　　　　　etc

改訂コルポスコピー所見分類：日本婦人科腫瘍学会 2014 所見対応略図記載法

● 略図の書き方

A. 総合評価（GA）… 18〜20 頁参照

B. 正常所見（NCF）

項目	略図
扁平上皮（S）	□
円柱上皮（C）	|||||
化生上皮（T）	○○○○
備考　ナボット卵	Ⓝ
腺開口	◎◎◎

C. 異常所見（ACF）

概観　General principles … 24 頁参照

項目	略図
白色上皮（W）	▨
モザイク（M）	▩
赤点斑（P）	⋮⋮
異常腺開口（aGo）	◉◉
辺縁所見（B）	図譜参照
白　斑（L）	＾＾＾＾
びらん	Er

D. 浸潤癌所見（IC） … ☁

異型血管（aV）　', , ,'

付随所見　………… 図譜参照

E. その他の非癌所見

項目	略号
コンジローマ（Con）	Con
炎　症（Inf）	Inf
萎　縮（Atr）	Atr
ポリープ（Po）	Po
潰　瘍（Ul）	Ul

記載例

外子宮口領域　　　　　頸管内

注：W, M, P, B の grading は引出線で略号の後に数（1, 2）を入れる．例　W1, W2

改訂コルポスコピー所見分類：日本婦人科腫瘍学会 2014 成立について

　2011 年にリオデジャネイロで開催した IFCPC 国際学会で，2002 年にバルセロナの学会時に採択されたコルポスコピー国際所見分類を改訂し，新たなコルポスコピー所見分類（リオデジャネイロ国際分類）を採択した．そこで，日本婦人科腫瘍学会はリオデジャネイロ国際分類への対応につき「コルポスコピー国際分類改訂小委員会」を立ち上げ，新しい国際分類の日本版の作成を検討した．

　日本婦人科腫瘍学会として，わが国で使用するコルポスコピー所見分類「改訂コルポスコピー所見分類：日本婦人科腫瘍学会 2014」を制定した．本所見分類は，前回のバルセロナ国際分類改訂後の取扱いと同様に，今後わが国の標準コルポスコピー所見分類になる．

　改訂にあたっては，今後の国際的対応も考慮しリオデジャネイロ分類を基盤として大幅に変更を加えたが，可能な限り簡潔で現行の日本版コルポスコピー所見分類に慣れている医師にとって混乱なく受け入れ可能なコルポスコピー所見分類として提示することとした．リオデジャネイロ分類は，①子宮頸部の観察の可否，扁平円柱境界や移行帯の性状を総合評価すること，②異常所見の概観を把握した上で，軽度・高度所見に分類し，さらにその詳細を整理するというコンセプトであること，③異常腺開口を高度所見に取り入れたこと，④白斑とびらんをその他の非癌所見から異常所見の中の非特異的所見に移動したこと，⑤異型血管を浸潤癌疑いに含めていること，⑥リープ切除方式に言及していること，⑦腟病変にもコルポ所見分類を適用すること，などが従来と異なっている．

　改訂日本版では，所見分類の基本的構築，総合所見や異常所見の概観把握はおおむね原文通りとしたが，わが国であまり用いられないヨード反応所見と deciduosis は省略し，リープ切除方式や腟所見分類は原文の付記にとどめた．一方，従来の白色上皮腺口型は異常腺開口所見として高度所見に分類し，辺縁所見と非特異的所見の白斑とびらんは原文通り取り入れた．わが国特有の概念である「異型血管域」の取扱いには議論が分かれたが，微細な異常血管集簇像は腫瘍性変化のみならず様々な良性変化にもみられ，その病的意義を明確に定義し難いことから，改訂日本版では癌浸潤を強く疑う血管像を「異型血管」と解釈し，原文通り浸潤癌所見に組み入れた．また，「その他の非癌所見」についてはびらんを異常所見の中の非特異的所見に移動したこと以外は，現行の所見分類を踏襲した．なお，所見記載の利便性を考慮して，2005 年に採択した所見の略図記載法を基に，改編した略図記載法を改訂コルポスコピー所見分類：日本婦人科腫瘍学会 2014 として示すこととした．

Colposcopic Classification: Rio de Janeiro 2011

I. General assessment
    Adequate or inadequate for the reason (eg, cervix obscured by inflammation, bleeding, scar)
    Squamocolumnar junction visibility: completely visible, partially visible, not visible
    Transformation zone types: 1, 2, 3

II. Normal colposcopic findings
    Original squamous epithelium: mature, atrophic
    Columnar epithelium; ectopy/ectropion
    Metaplastic squamous epithelium; nabothian cysts; crypt (gland) openings
    Deciduosis in pregnancy

III. Abnormal colposcopic findings
    General principles
        Location of the lesion: Inside or outside the transformation zone; location of the lesion by clock position
        Size of the lesion: number of cervical quadrants the lesion covers
        Size of the lesion as percentage of cervix
    Grade 1 (minor)
        Fine mosaic
        Fine punctation
        Thin acetowhite epithelium
        Irregular, geographic border
    Grade 2 (major)
        Sharp border; inner border sign; ridge sign
        Dense acetowhite epithelium
        Coarse mosaic
        Coarse punctation
        Rapid appearance of acetowhitening
        Cuffed crypt (gland) openings
    Nonspecific
        Leukoplakia (keratosis, hyperkeratosis)
        Erosion
        Lugol's staining (Schiller's test): stained or nonstained

IV. Suspicious for invasion
    Atypical vessels
        Additional signs: fragile vessels, irregular surface, exophytic lesion, necrosis, ulceration (necrotic), tumor or gross neoplasm

V. Miscellaneous findings
    Congenital transformation zone
    Condyloma
    Polyp (ectocervical or endocervical)
    Inflammation
    Stenosis
    Congenital anomaly
    Posttreatment consequence
    Endometriosis

新コルポスコピー所見分類：日本婦人科腫瘍学会 2005

A）正常所見　Normal Colposcopic Findings		NCF
1　扁平上皮　Original squamous epithelium		S
2　円柱上皮　Columnar epithelium		C
3　移行帯　Transformation zone		T
B）異常所見　Abnormal Colposcopic Findings		ACF
1　白色上皮		W
軽度所見　Flat acetowhite epithelium		W1
高度所見　Dense acetowhite epithelium		W2
腺口型（腺口所見が主体の場合）Gland opening		Go
軽度所見 Gland opening : mild finding		Go1
高度所見 Gland opening : severe finding		Go2
2　モザイク		M
軽度所見　Fine mosaic		M1
高度所見　Coarse mosaic		M2
3　赤点斑		P
軽度所見　Fine punctation		P1
高度所見　Coarse punctation		P2
4　白斑　Leukoplakia		L
5　異型血管域　Atypical vessels		aV
C）浸潤癌所見　Colposcopic Features Suggestive of Invasive Cancer		IC
コルポスコピー浸潤癌所見　Colposcopic invasive cancer		IC-a
肉眼浸潤癌所見　Macroscopic invasive cancer		IC-b
D）不適例　Unsatisfactory Colposcopic Findings		UCF
異常所見を随伴しない不適例　UCF without ACF		UCF-a
異常所見を随伴する不適例　UCF with ACF		UCF-b
E）その他の非癌所見　Miscellaneous Findings		MF
1　コンジローマ　Condylomata		Con
2　びらん　　　Erosion		Er
3　炎症　　　　Inflammation		Inf
4　萎縮　　　　Atrophy		Atr
5　ポリープ　　Polyp		Po
6　潰瘍　　　　Ulcer		Ul
7　その他　　　Others		etc

Colposcopic Classification: Barcelona 2002

I. Normal colposcopic findings
    Original squamous epithelium
    Columnar epithelium
    Transformation zone

II. Abnormal colposcopic findings
    Flat acetowhite epithelium
    Dense acetowhite epithelium
    Fine mosaic
    Coarse mosaic
    Fine punctation
    Coarse punctation
    Iodine partial positivity
    Iodine negativity
    Atypical vessels

III. Colposcopic features suggestive of invasive cancer

IV. Unsatisfactory colposcopy
    Squamocolumnar junction not visible
    Severe inflammation, severe atrophy, trauma
    Cervix not visible

V. Miscellaneous findings
    Condylomata
    Keratosis
    Erosion
    Inflammation
    Atrophy
    Deciduosis
    Polyps

リオデジャネイロ国際分類とバルセロナ国際分類の相違について

　リオデジャネイロの14回IFCPC国際学会で採択した2011 IFCPC colposcopic terminology of the cervix（リオデジャネイロ国際分類）とバルセロナで採択した国際分類11th IFCPC in Barcelona（2002）（バルセロナ国際分類）とを比較すると，リオデジャネイロ国際分類の特徴は，①まず子宮頸部の概観を総合的に観察すること，②異常所見の場所，広さ，範囲を評価すること，③ irregular, geographic borderさらにsharp border；inner border sign；ridge signなど病変の境界部分の所見を重要視し分類に加えたこと，④さらに異型血管が浸潤癌疑いの所見とされたことなどである．

1. General assessment　総合評価

　まず子宮頸部の所見が観察可能か否か，扁平円柱境界が見えるか否か，さらに移行帯（TZ）の分布を3タイプに分類している．TZ type 1は移行帯が完全に外頸部にあり全て観察できるものであり，TZ type 2は移行帯が一部内頸部に拡がるが全て観察できるものである．さらにTZ type 3は移行帯が内頸部に拡がり上限を観察できないものである．これらの評価は新しい考え方なので十分に習熟する必要がある．

2. Normal colposcopic findings　正常所見

　これまでの扁平上皮，円柱上皮，移行帯という簡素な表現を変更し，さらに細かい所見を求めており，ナボット卵や腺開口などの化生変化を分類している．

3. Abnormal colposcopic findings　異常所見

　まずこれまでになかったGeneral principles病変の概略として，病変の場所，大きさ，頸部占拠率を記載することとしている．
　Grade 1（minor）軽度所見は，モザイク（軽度），赤点斑（軽度），白色上皮（軽度）は従来通りである．さらにirregular, geographic border不規則・地図状辺縁が新たに加わり，所見の習熟が必要である．
　Grade 2（major）高度所見は，新たにsharp border；inner border sign；ridge sign鋭角辺縁，内部境界，尾根状隆起が加わり，所見の習熟が必要である．inner border signとはW1所見の内部に境界明瞭でW2所見が認められる所見であり，ridge signとは移行帯内のW2所見が隆起し突然断絶する所見とされている．白色上皮（高度），モザイク（高度），赤点斑（高度）は従来通りである．さらにrapid appearance of acetowhiteningの解釈は異論の多いところである．cuffed crypt（gland）openings異常腺開口はこれまでのaGo（abnormal gland openings）と考えられる．
　またatypical vesselsはバルセロナ国際分類では異常所見に分類されていたが，リオデジャネイロ国際分類では浸潤癌疑いに分類されている．この点が議論のあるところであり，従来通り，

高度異常所見として残すべきではという意見もある．

　Nonspecific として Leukoplakia（keratosis, hyperkeratosis）白斑（角化，過角化），erosion びらんが分類されている．さらに Lugol's staining（Schiller's test）：stained or nonstained はバルセロナ国際分類同様である．ただ本邦では実地臨床ではあまり行われていない．

4. Suspicious for invasion　浸潤癌疑い所見

　リオデジャネイロ国際分類では Atypical vessels が浸潤癌疑い所見として定義されている．さらに Additional signs 付随所見として fragile vessels, irregular surface, exophytic lesion, necrosis, ulceration（necrotic），tumor or gross neoplasm などが記載されている．前述のごとく議論の多いところであり，バルセロナ国際分類の通り，コルポスコピー浸潤癌所見が理解しやすいとの意見もある．

5. Miscellaneous findings　その他の非癌所見

　バルセロナ国際分類での Erosion びらんはリオデジャネイロ国際分類では非特異的異常所見に移動したが，その他のコンジローマ，炎症，萎縮，ポリープ（頸管外，頸管内），潰瘍はバルセロナ国際分類と同様である．さらに Congenital transformation zone, stenosis, congenital anomaly, posttreatment consequence, endometriosis　などの記載が追加されている．

補遺

　今回のリオデジャネイロ国際分類には追加として病変の type 毎に切除パターンが図解で表示されており，さらに摘出物の大きさの測定方法も説明されている．53-54 頁に記載されているので参考にされたい．

Section Pattern：Excision treatment types：Excision type 1, 2, 3

Excision type 1：　TZ1 での切除範囲

Excision type 2：　TZ2 での切除範囲

Excision type 3：　TZ3 での切除範囲

Excision specimen dimensions

Length-the distance from the distal or external margin to the proximal or internal margin
　子宮頸部外側縁から内側縁までの距離

Thickness-the distance from the stromal margin to the surface of the excised specimen
　間質縁から表面までの距離

Circumference（optional）-the perimeter of the excised specimen
　摘出物の周囲の長さ

日本婦人科腫瘍学会
コルポスコピー標準図譜
改訂小委員会
委員　寒河江　悟

コルポスコピー所見分類採択の歴史的経緯

　コルポスコピー所見分類（以下分類）は，コルポスコピーを開発したH. Hinselmannが考案した分類に始まり，その後コルポスコピーの発展に貢献したH. J. Wespiなども独自の分類を発表している．わが国でも，パパニコロウのクラス分類に合わせた増淵・御園生分類とHinselmann分類を基にした栗原分類があった．

　IFCPCが1972年11月にアルゼンチンのMal del Plataで設立され，設立総会には，当時南北アメリカ，ヨーロッパとオーストラリアで活躍していた指導的colposcopists，例えばE. Burghardt, W. Chanen, M. Coppleson, A. Stafl, J. Jordan, H. Wespi, S. Kolstadなどが参加していた．コルポスコピーを国際的に発展させるためには，統一した分類を定めるべきとの考えから，1975年開催の第2回国際学会でIFCPC国際分類を制定することになった．

　細胞診と組織診は共通の用語で通常扱われるが，コルポスコピー所見は，組織診と共通する用語で扱われていない．そのため，コルポスコピー所見は所見形態をそれぞれ独自の形態所見として用いてきた歴史があり，コルポスコピーの創始者Hinselmannが考案した分類やそれに準じた分類を使用していた地域とアメリカ，イギリスやオーストラリアなど英語が母国語の地域での所見評価に差があった．特に問題になり最後まで結論が出なかったのは，異型を認める移行帯所見，"atypical transformation zone: atypishe Umwandlungszone（わが国では異型変換帯と称していた所見）"で，前者は異型（異常）所見を認める移行帯全体を指し，後者は異型血管像や異型線口などを認める領域を指す独立した所見として使用されていた．さらにドイツ語での表現，Grund（Leukoplakieの下に認めるとして基底と表現された）やFelderungは，atypishe Umwandlungszoneも含め分かりにくい表現で，さまざまな言語に変換しにくいとの意見があり，討論の結果として，より単純で各国が翻訳し易い英語圏方式がGraz分類として採用された．

　1987年San Pauloで開催した第6回IFCPC国際学会で，学問の進歩を見据えた新たな分類が必要との考えから，Staflを委員長とした改訂分類作成委員会（Terminology Committee）が発足した．各加盟国からの意見を募り，原案作りが行われたが，Grazと同様に英語圏とヨーロッパ圏で意見が割れて，最終的には2種類の原案を基に，1990年第7回Rome国際学会で新分類を委員会で検討後に決定することとなった．予想されていたことであったが，各国からの用語検討委員はそれぞれの立場で自説を主張し，結論を出せる状態でなく，委員長が話し合われた論点を整理し最終原案を作成することになり，翌日再度委員会を招集した．そこでも結論が出ず，一端休憩後第3回の委員会を開催して検討を続けた．検討を重ねても容易に結論が得られず，一時は決定不能かと思われたが，当時のIFCPC会長J. Wilbanksの要請と新分類を決めないとコルポスコピーの進歩を停滞させてしまうと考える委員が過半数を超えたことで，最終的にRome分類が採択された．Rome分類の特徴は，子宮頸癌発生がHPV感染と密接な関係があるので，HPV感染所見と判断できる所見を分類中に取り入れることと所見の重み付け（Grading）の採用である．

　Rome分類を決めた時に，国際分類を各国で使用する場合には，基本的なことを変えないので

あれば，紛糾の因となったような所見については，了解事項としてそれぞれの国の実情に合わせての分類を作成して良いとした．

2002年Barcelonaで開催した第11回IFCPC国際学会で，分類の再度見直しが行われた．Romeまでの混乱に懲りたのか，少人数（8名，Romeは24名），それもヨーロッパ中心の委員で改訂作業が行われた．Rome分類のHPV所見を形態所見に戻し，所見の重み付けはflat, dense, fineやcoarseを付記と改めた．Barcelona分類で，deciduosisが初めて採択された．本邦では馴染みのない所見で，妊娠による生理的変化であるが，時に新生物と間違うことのある所見と定義されている．

2011年Rio de Janeiroで開催した第14回IFCPC国際学会で新分類が採択された．内容についての詳細は，本図譜の分類解説を通読して理解していただきたいが，特徴として，外陰所見を復活させたこと，コルポスコピーの適不適を別立てに扱うこと，臨床での扱いを加味した移行帯所見の扱い，"inner border sign"と"ridge sign"の取り入れ，異型血管は浸潤癌所見とする，などである．

過去IFCPCで採択された分類は，その都度修正しわが国に適合した分類としてきた経緯があり，今回もIFCPC分類をわが国用に改変して用いることになる．

日本婦人科腫瘍学会
コルポスコピー標準図譜
改訂小委員会
顧問　長谷川壽彦

A. 総合評価　GA　General assessment

1. 観察可　観察不可（理由：炎症，出血，瘢痕など）
ADE or INA Adequate or inadequate for the reason（inflammation, bleeding, scar, etc）

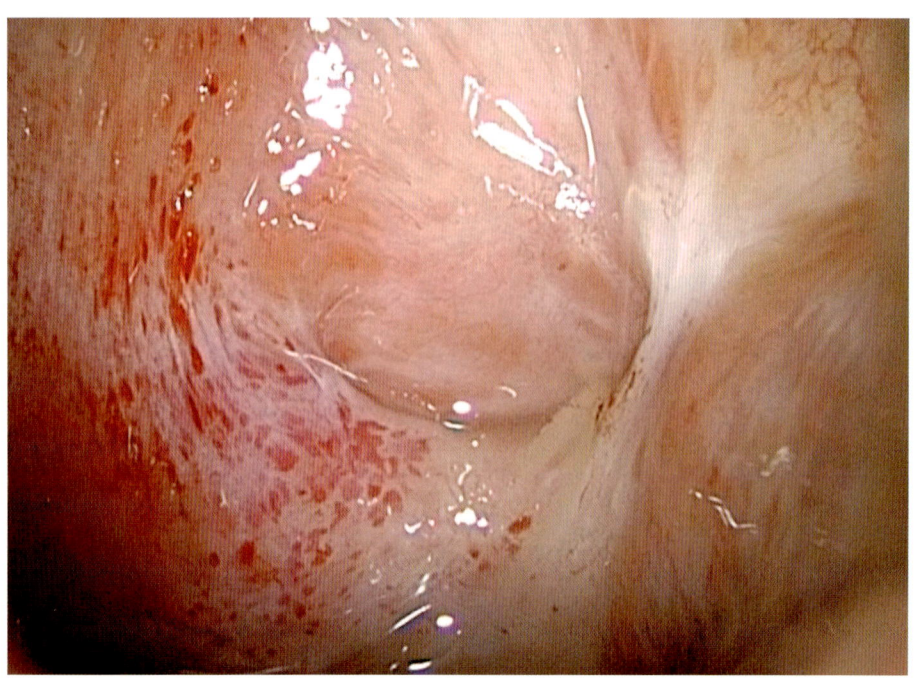

3時および9時方向の前後腟壁が癒着し子宮腟部が埋没している．分娩時の何らかの創傷治癒過程で強固な癒着が生じたと考えられる観察不可症例．63歳（中拡大・未加工）

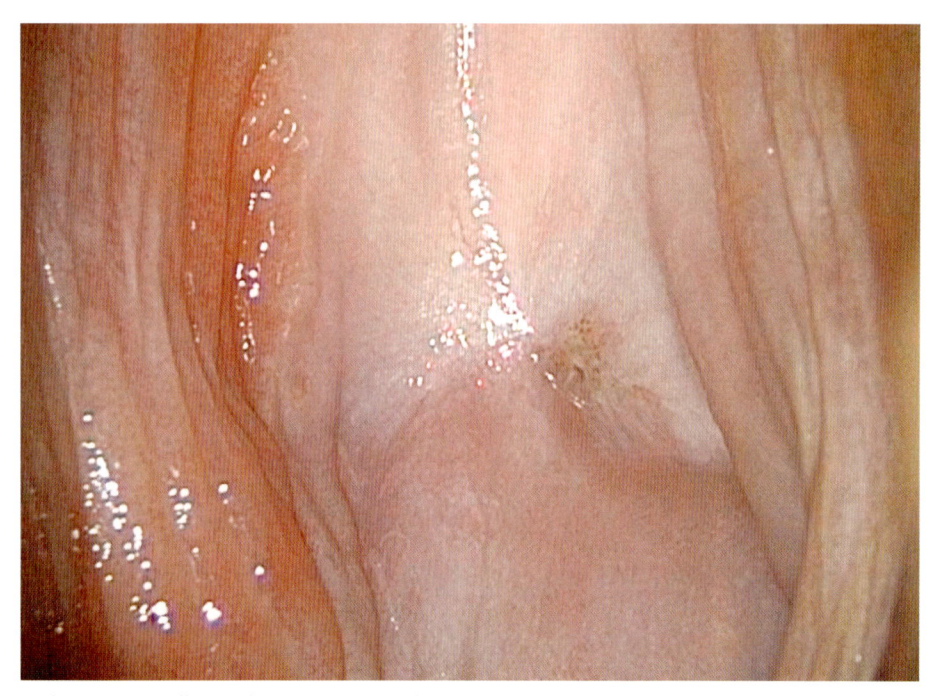

子宮腟部と腟円蓋部の境界が不明瞭で，外子宮口は完全に閉鎖している．レーザー円錐切除後の観察不可症例．56歳（中拡大・未加工）

2. 扁平円柱境界　SCJ　Squamocolumnar junction

可視　V1　Completely visible

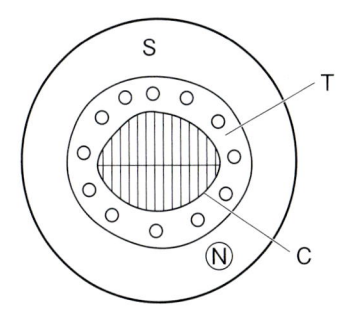

外頸部にSCJが明瞭に確認できるもの

部分的可視　V2　Partially visible

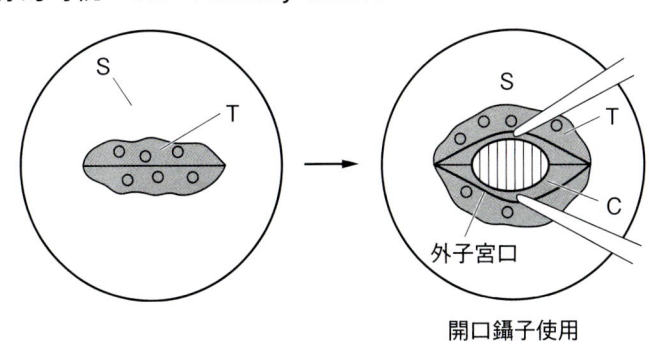

外子宮口

開口鑷子使用

開口鑷子を用い外子宮口を開大して頸管内の観察を行うとSCJの全てもしくは少なくとも一部が確認できるもの

不可視　V3　Not visible

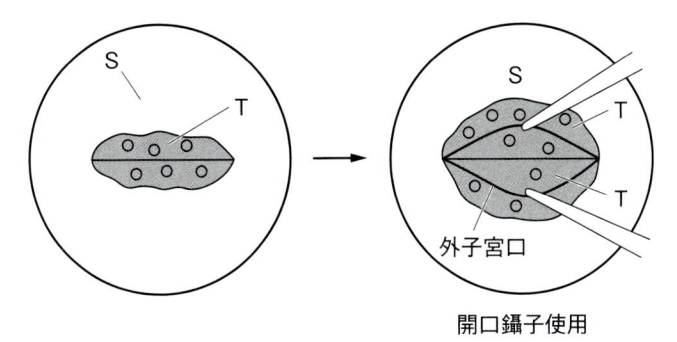

外子宮口

開口鑷子使用

開口鑷子を用い外子宮口を開大して頸管内の観察を行ってもSCJが確認できないもの

3. 移行帯　TZ　Transformation zone

1型　TZ1　Transformation zone type 1

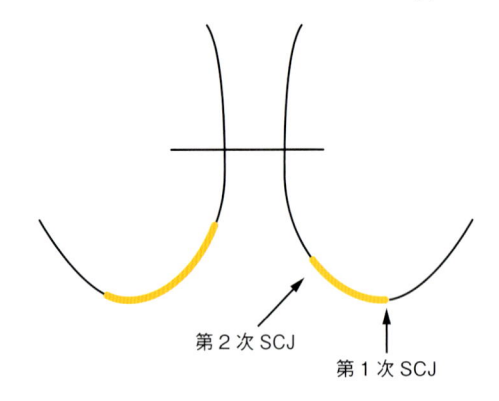

移行帯が完全に外頸部にあり
全て観察できる

第2次 SCJ
第1次 SCJ

2型　TZ2　Transformation zone type 2

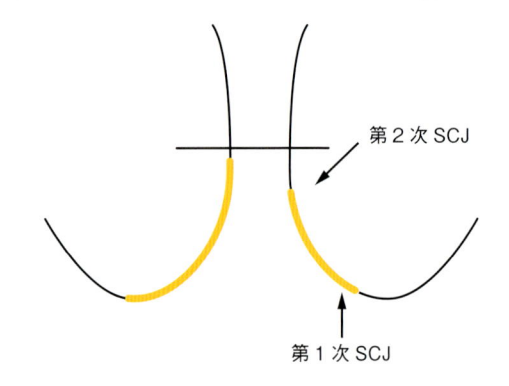

第2次 SCJ
第1次 SCJ

移行帯が一部内頸部に拡がるが
全て観察できる

3型　TZ3　Transformation zone type 3

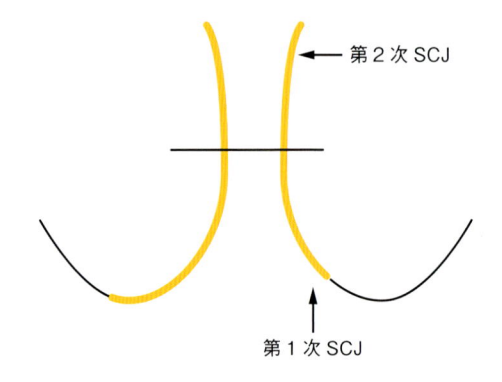

第2次 SCJ
第1次 SCJ

移行帯が内頸部に拡がり
上限を観察できない

B. 正常所見　NCF　Normal colposcopic findings

1. 扁平上皮　S　Original squamous epithelium

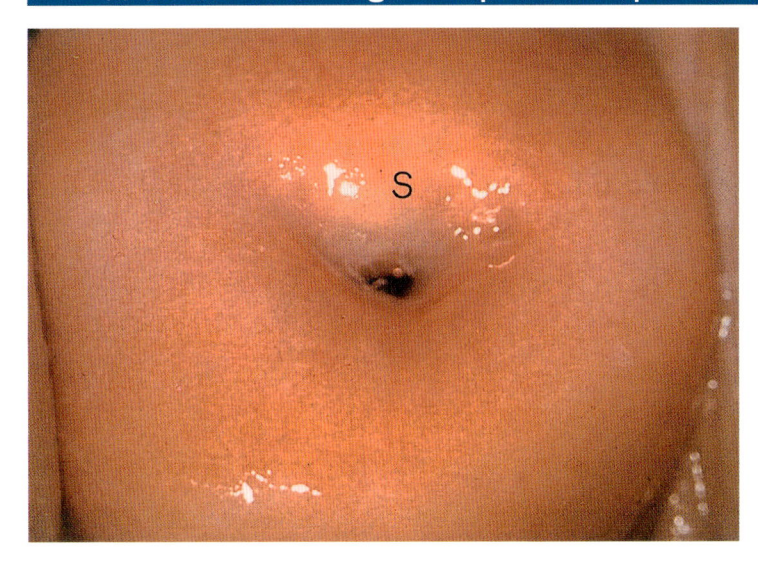

ピンク色を呈する平滑な表面で，かつて円柱上皮領域であったことを示すナボット卵などの所見はみられない．25歳，未産婦（弱拡大・未加工）

2. 円柱上皮　C　Columnar epithelium

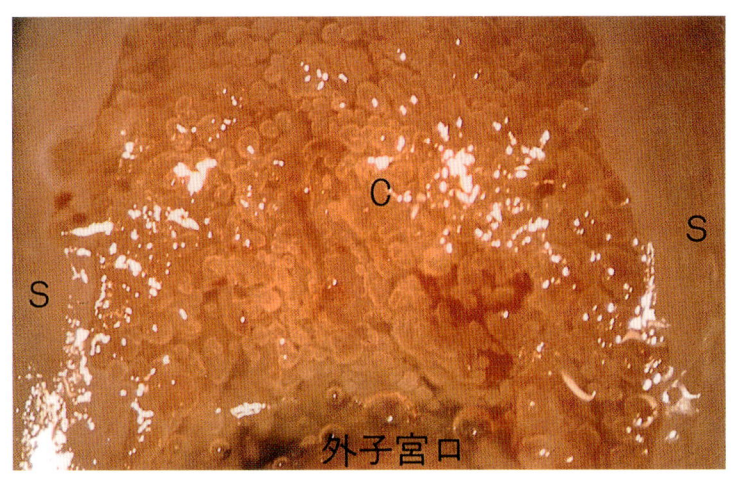

（中拡大・未加工）

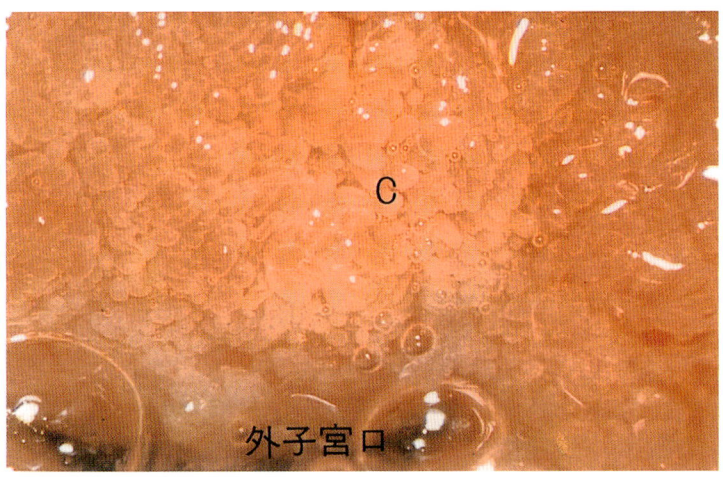

酢酸加工後にみられるぶどう房状構造（絨毛状突起）を特徴としている．
その中に毛細血管を認める．
26歳（強拡大・加工後）

3. 化生上皮　T　Metaplastic squamous epithelium

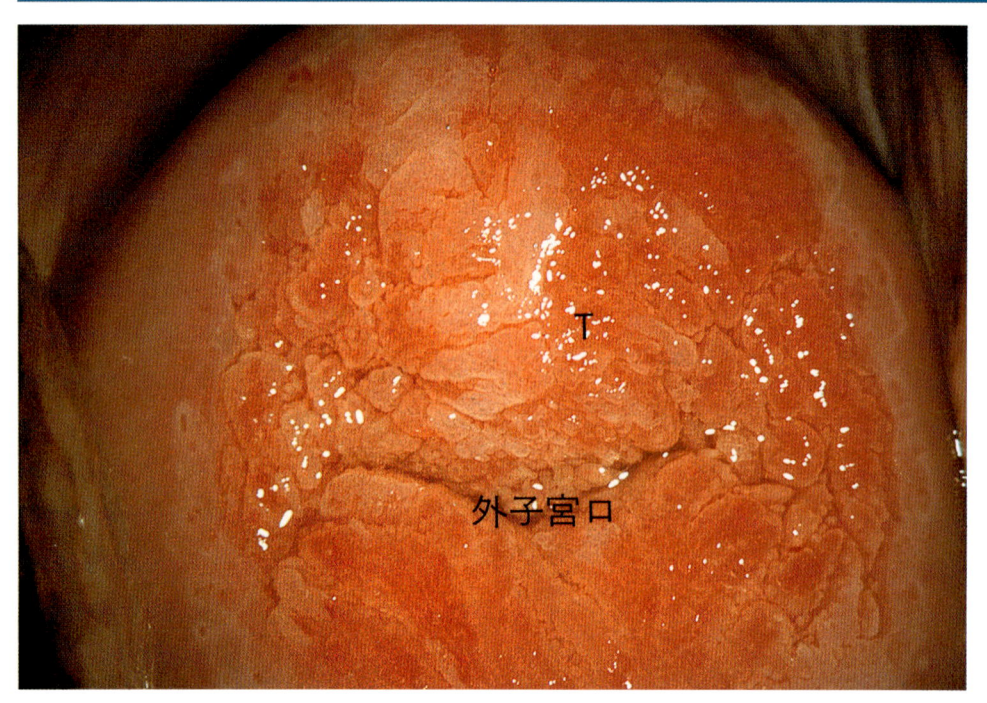

（弱拡大・加工後）

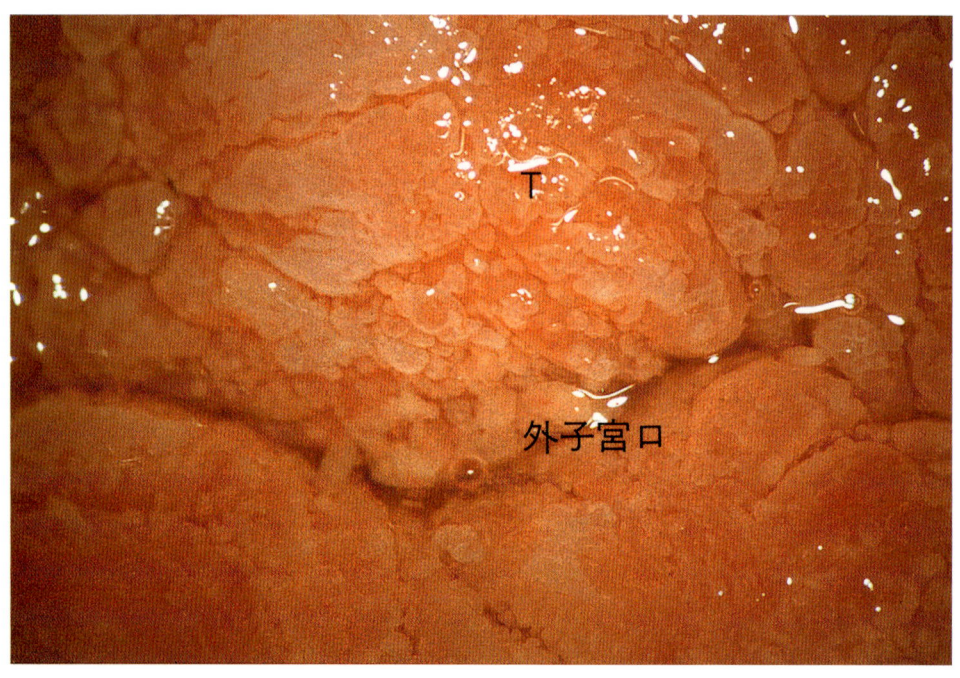

移行帯所見はぶどう房状構造（絨毛状突起）表面の白濁に始まり，次に突起間に融合がおきる．組織的には予備細胞増殖や初期扁平上皮化生である．この所見は酢酸加工直後に強く出現するが，すみやかに消退する．32歳（強拡大・加工後）

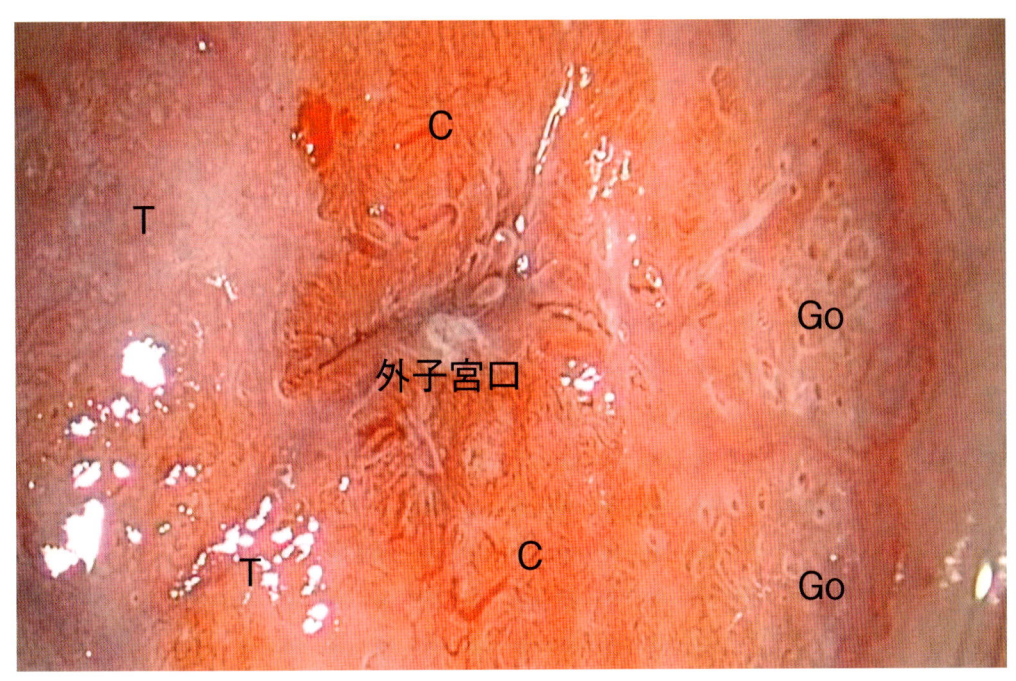

化生上皮の一部に輪状の腺開口所見が集簇してみられる．主に中期の扁平上皮化生の像である．
38歳（弱拡大・加工後）

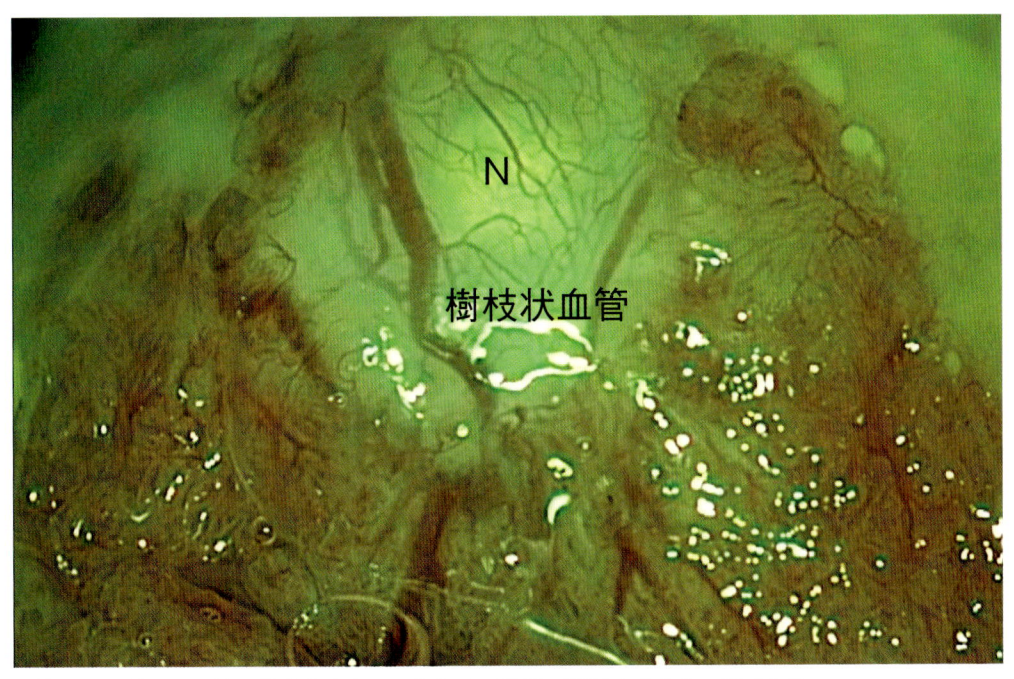

樹枝状に分岐した血管が化生上皮中にみられる．晩期の扁平上皮化生の像である．
42歳（グリーンフィルター，強拡大・未加工）

C. 異常所見　ACF　Abnormal colposcopic findings

1. 概観　General principles

病変の部位：移行帯（内，外）（　　時方向）
Location of the lesion：inside or outside the transformation zone
　　　　　　　　（clock position）
病変の大きさ：子宮腟部占拠率（　　％）
Size of the lesion：percentage of cervix the lesion covers

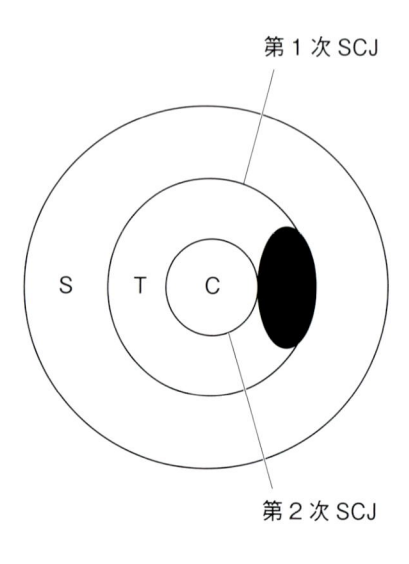

第1次 SCJ

S　T　C

第2次 SCJ

移行帯内（2-4 時方向）
子宮腟部占拠率 17%
Inside the transformation zone（2-4 clock）
17% of cervix the lesion covers

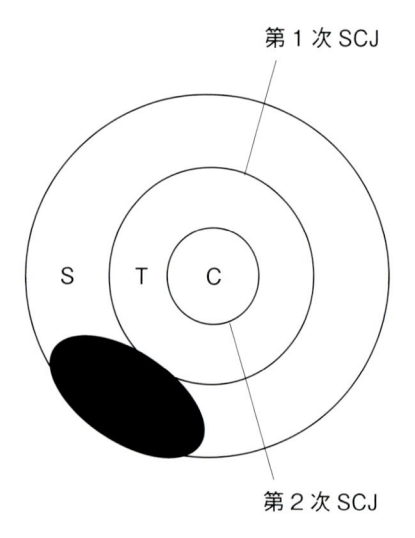

第1次 SCJ

S　T　C

第2次 SCJ

移行帯外（6-8 時方向）
子宮腟部占拠率 17%
Outside the transformation zone（6-8 clock）
17% of cervix the lesion covers

註）子宮腟部占拠率は，病巣の面積ではなく子宮腟部全周に占める割合を百分率として算出する．上記の例では，$2/12 \times 100 = 16.7 \fallingdotseq 17$

2. 軽度所見　Grade 1（minor）

白色上皮（軽度）　W1　Thin acetowhite epithelium

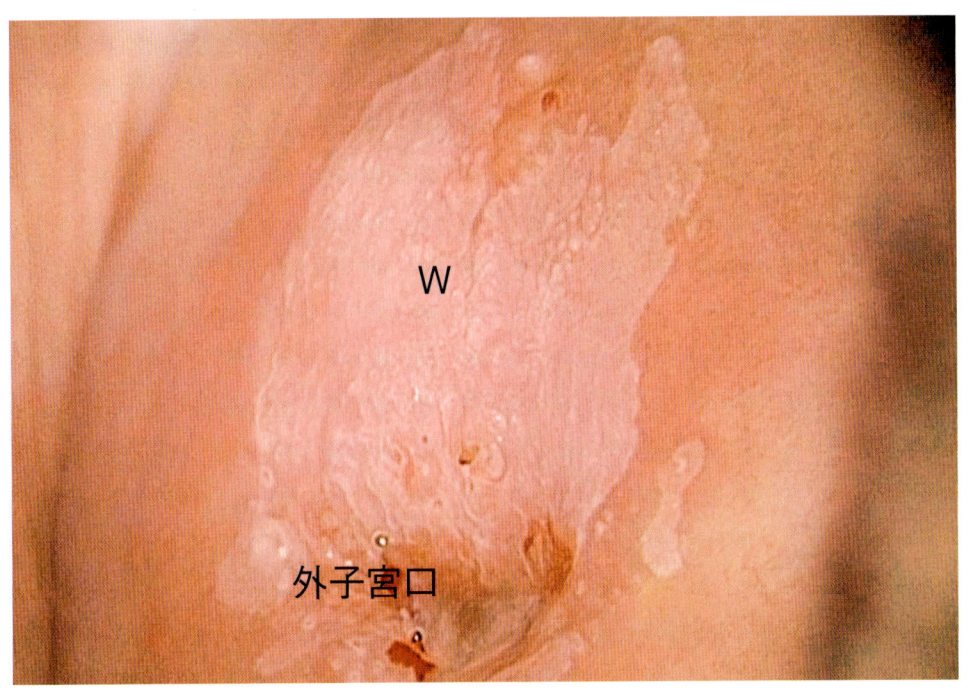

菲薄でやや光沢のある白色領域がみられ，辺縁は不規則である．
この酢酸加工所見の消退は比較的早い．39 歳，扁平上皮化生（弱拡大・加工後）

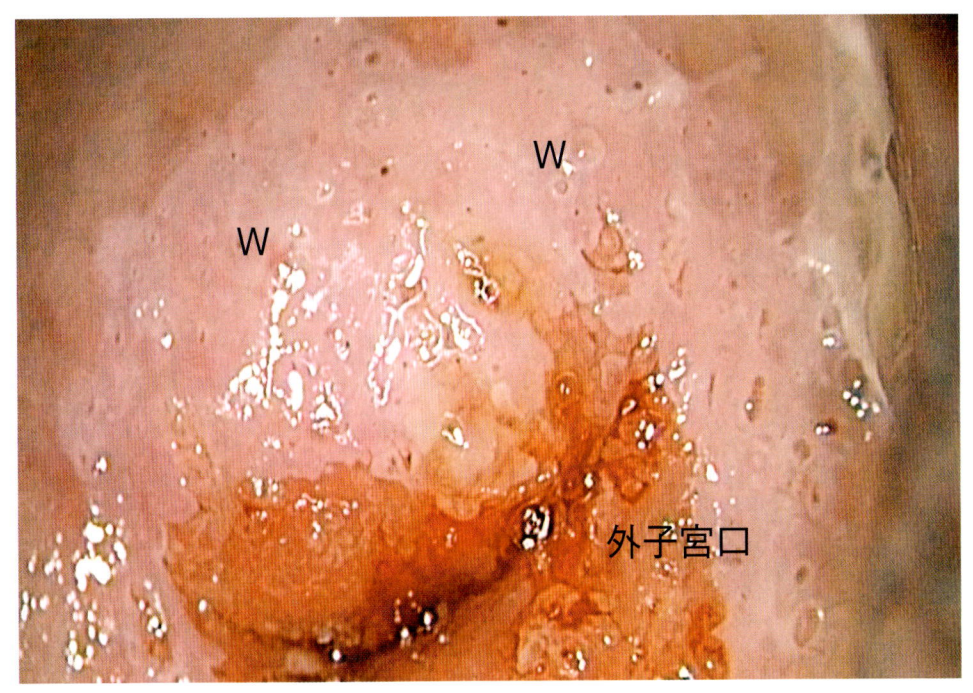

軽度の透明感のある白色領域が広範囲にみられ，腺開口部もみられる．
34 歳，中等度異形成（中拡大・加工後）

白色上皮（軽度） W1　Thin acetowhite epithelium

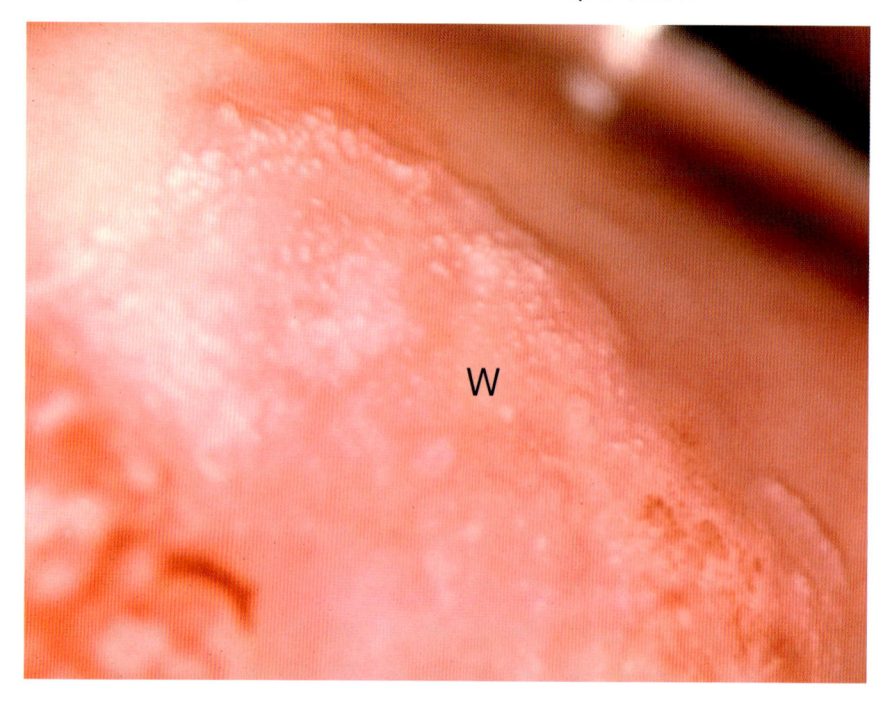

かつてローマ分類で，微小乳頭型（micropapillary type），軽度とした HPV 感染を示唆する所見である．現在は微小乳頭所見を考慮しないで背景の白色上皮の性状から「白色上皮・軽度所見」として取扱う．42 歳，軽度異形成（強拡大・加工後）

モザイク（軽度） M1　Fine mosaic

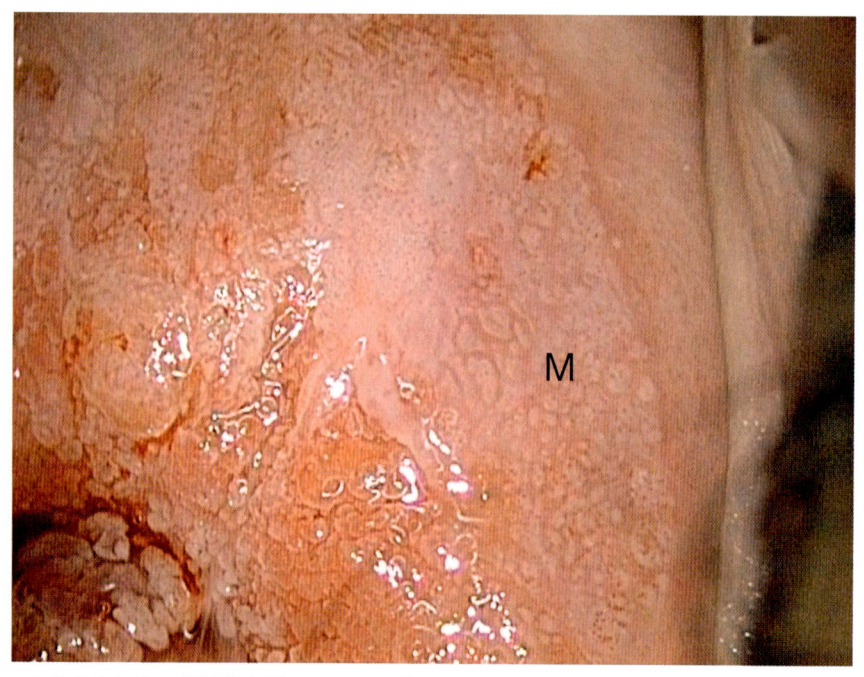

1-3 時方向に広い網目状血管がみられ，背景にはやや透過性のある白色上皮が観察される．45 歳，軽度異形成（中拡大・加工後）

赤点斑（軽度）　P1　Fine punctation

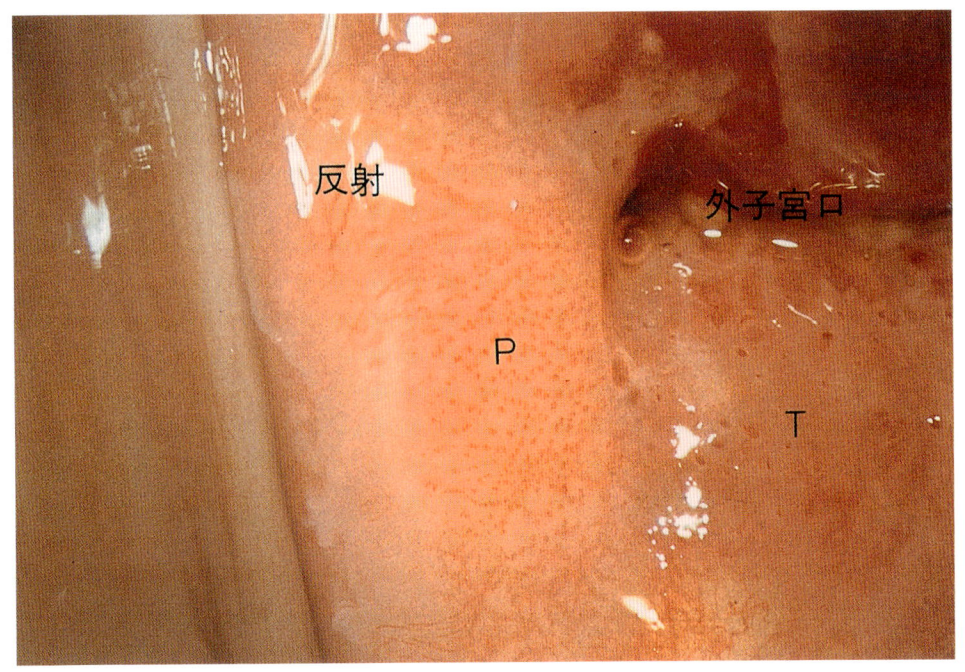

やや肥厚した白色上皮を背景に点状血管が比較的規則正しく，個々の赤点の大きさも比較的揃ってみられる．酢酸加工による所見の消退は早い．36歳，中等度異形成（中拡大・加工後）

不規則・地図状辺縁　B1　Irregular, geographic border

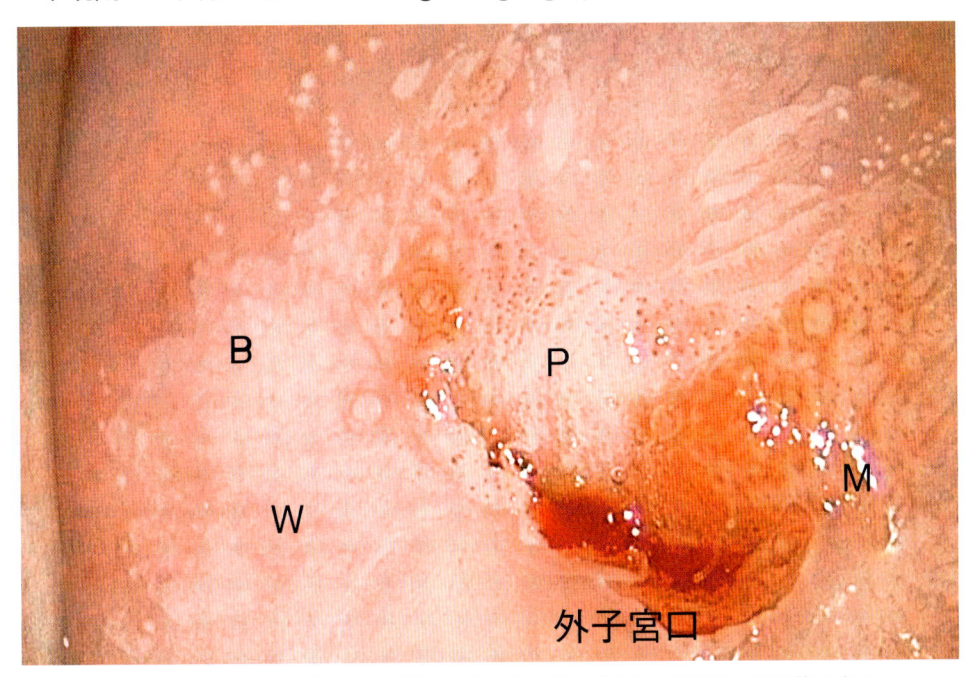

比較的透過性のある薄い白色上皮が広範囲にみられ，その辺縁は不規則，地図状である．
赤点斑（軽度所見），モザイク（軽度所見）も同時に観察される．
45歳，軽度異形成（中拡大・加工後）

3. 高度所見　Grade 2（major）

白色上皮（高度）　W2　Dense acetowhite epithelium

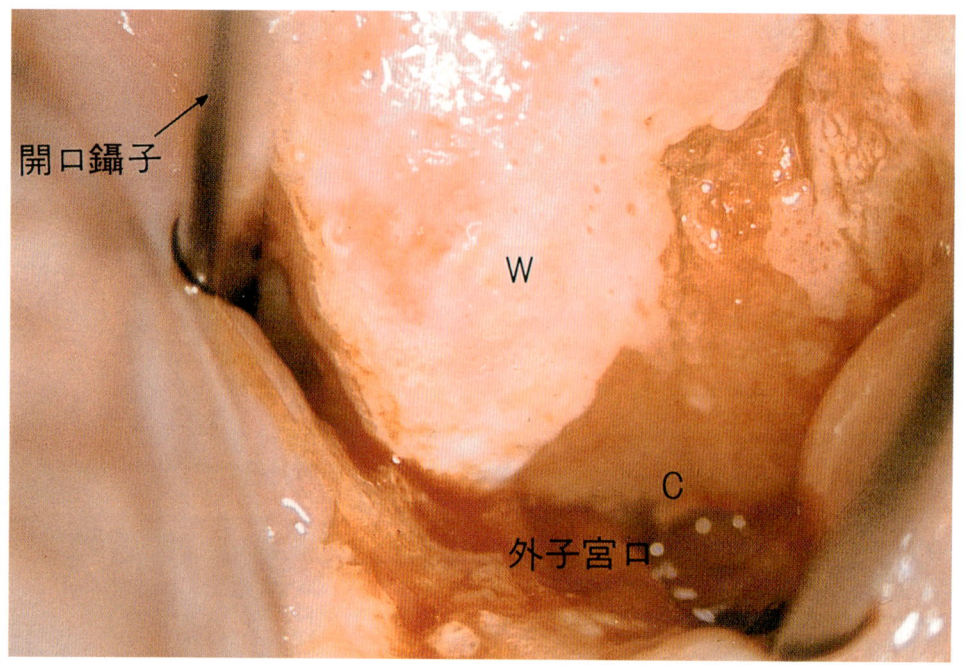

厚みを持った白色上皮は光沢がなく，やや帯黄色を示す．酢酸加工所見の消退は遅い．頸管開口鑷子を用いると白色上皮上限を確かめることができる．37歳，上皮内癌（中拡大・加工後）

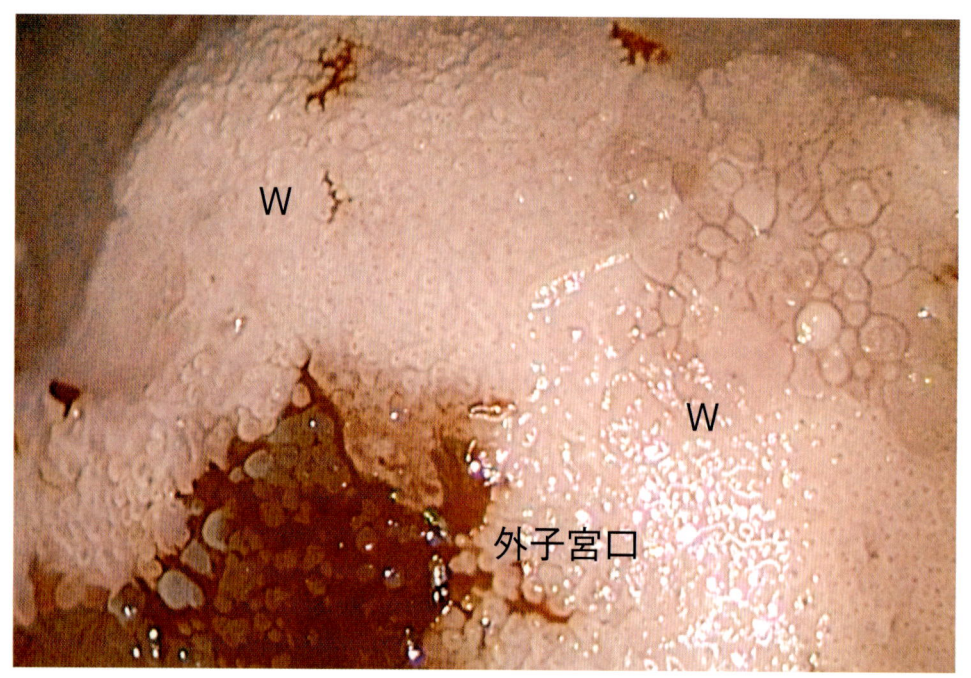

全周性に厚みを持った白色上皮で2時方向の中拡大である．特に右上の大小不同のモザイクは上皮内高度病変を推定させる．25歳，高度異形成（中拡大・加工後）

白色上皮（高度） W2 Dense acetowhite epithelium

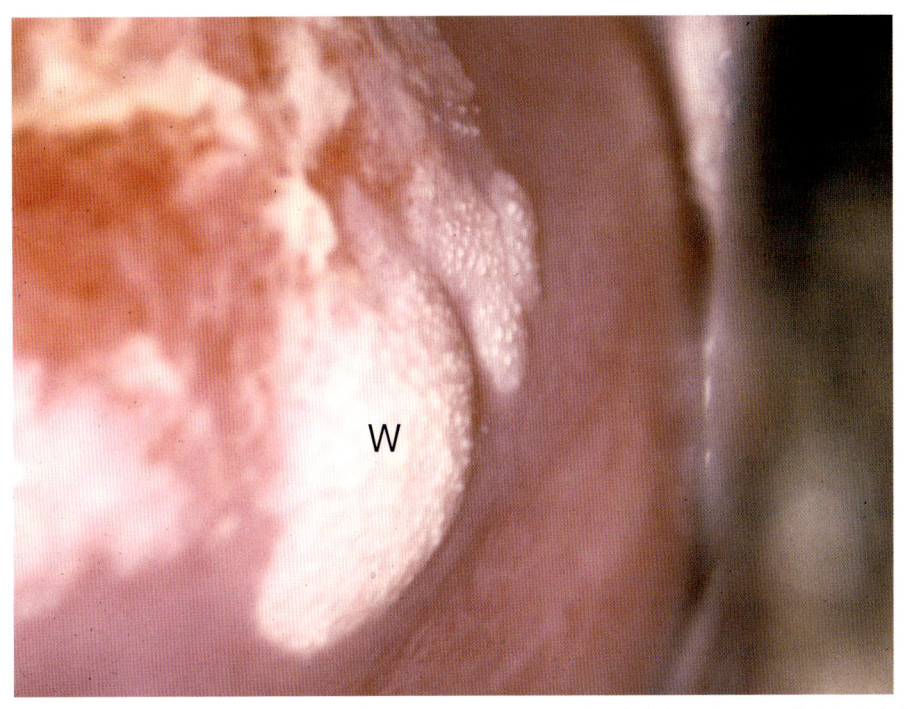

かつてローマ分類で，微小乳頭型（microconvoluted type），高度としたHPV感染を示唆する所見である．現在は微小乳頭所見を考慮しないで背景の白色上皮の性状から「白色上皮・高度所見」として取扱う．35歳，上皮内癌（強拡大・加工後）

モザイク（高度） M2 Coarse mosaic

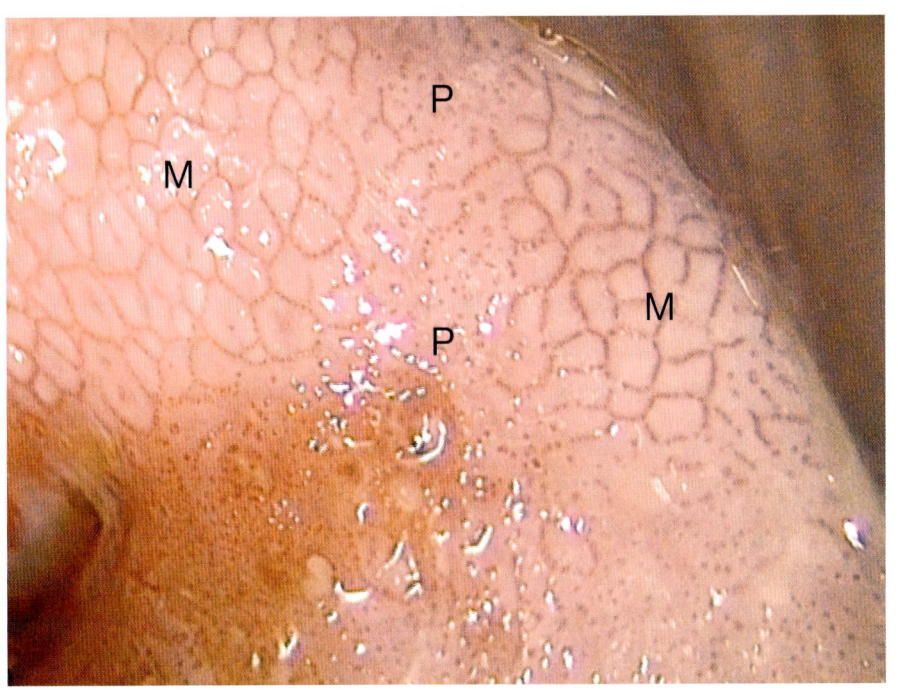

全周性にモザイクと赤点斑を特徴とする所見の強拡大である．赤点斑からモザイクへの移行像もみられている．モザイクの大小不同は上皮内高度病変を推定させる．43歳，高度異形成（強拡大，加工後）

モザイク（高度） M2 Coarse mosaic

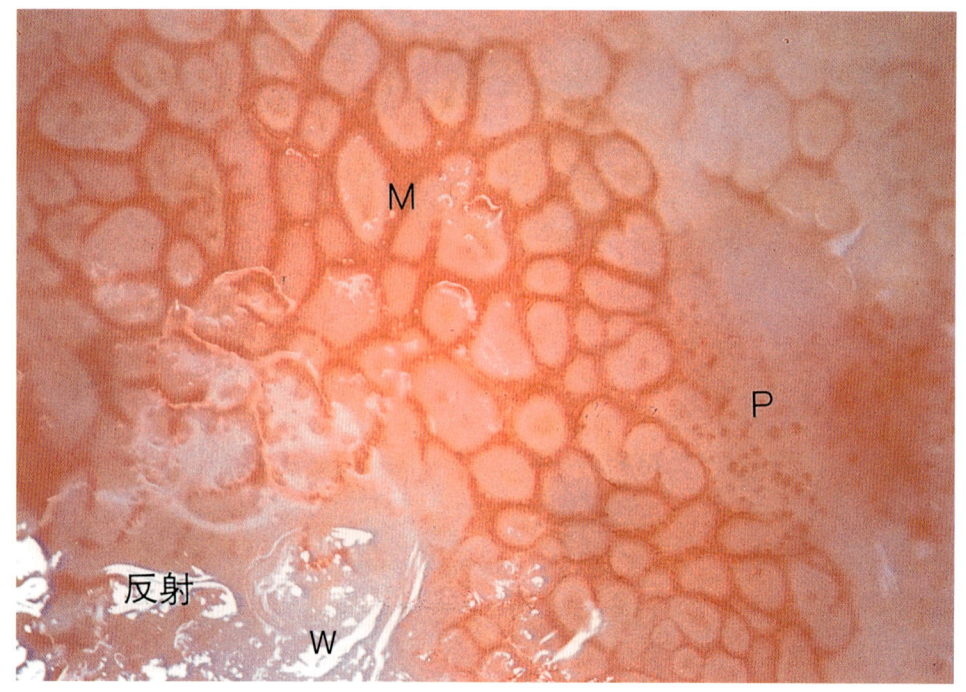

肥厚した白色上皮を背景に，円形ないし多稜形の網目状血管がきわめて明瞭で，大小不同がみられる．赤点斑（P）と白色上皮（W）が混在する．これら酢酸加工による所見の消退は遅い．
48歳，微小浸潤癌（強拡大・加工後）

モザイク（高度） M2 Coarse mosaic

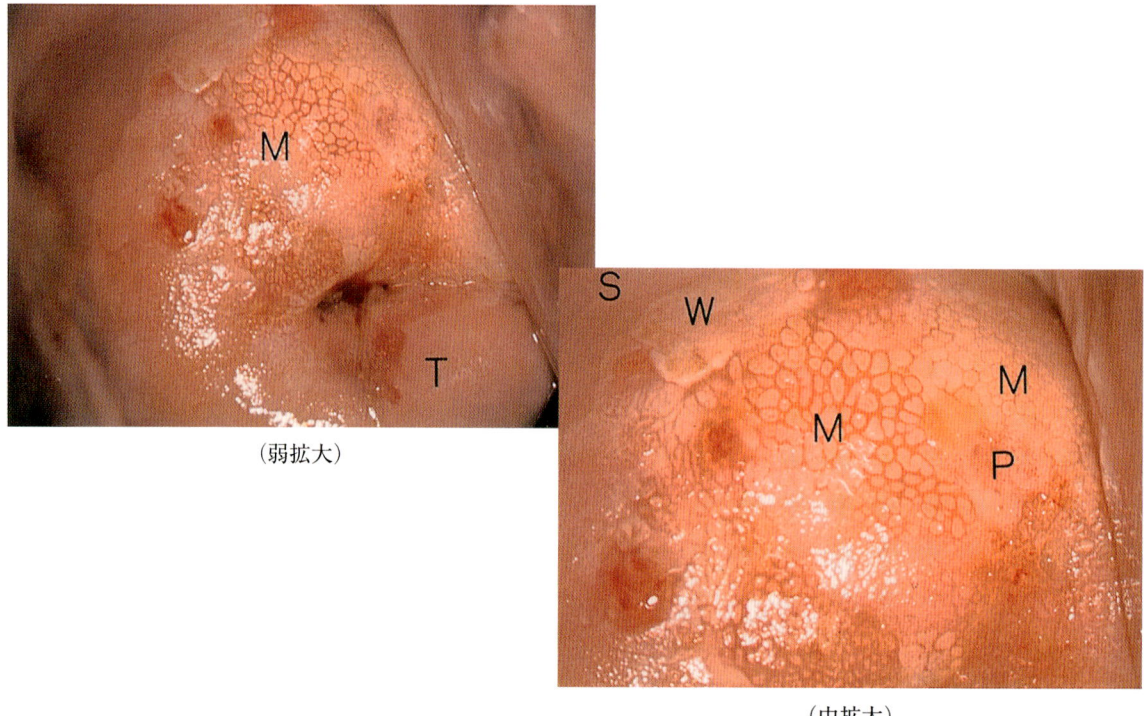

（弱拡大）

（中拡大）

赤点斑（高度） P2　Coarse punctation

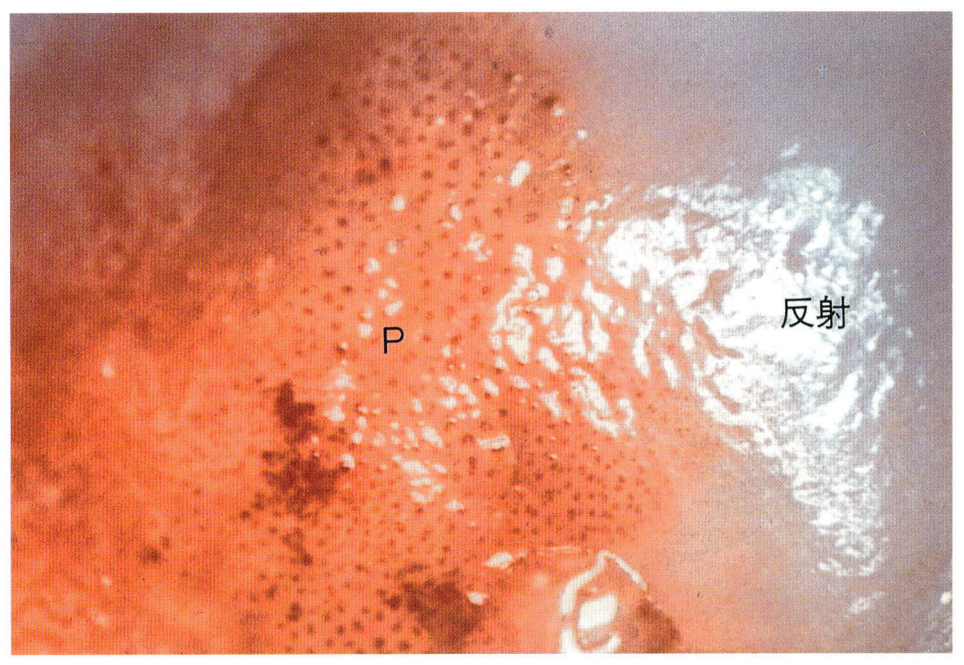

白色上皮は薄いが，表面は隆起し，個々の赤点は大きく，それらは下方でやや不規則となり，一部に出血をみる．41歳，微小浸潤癌（強拡大・加工後）

鋭角辺縁　B2　Sharp border

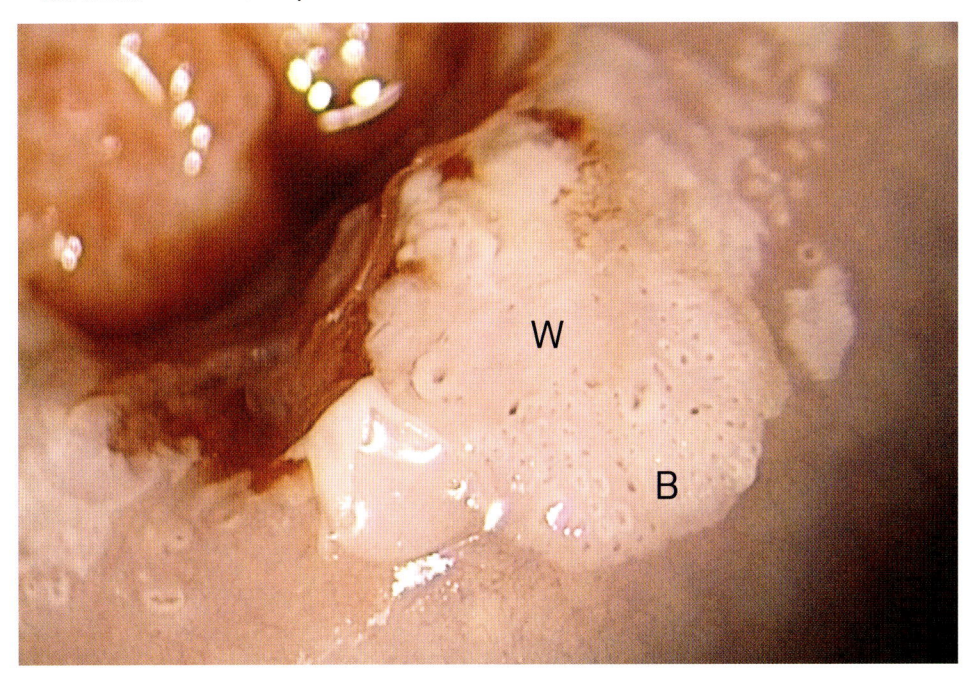

厚みのある白色上皮と血管像が特徴的で，周辺には薄い白色上皮がみられる．
28歳，中等度異形成（強拡大，加工後）

内部境界　B2　Inner border sign

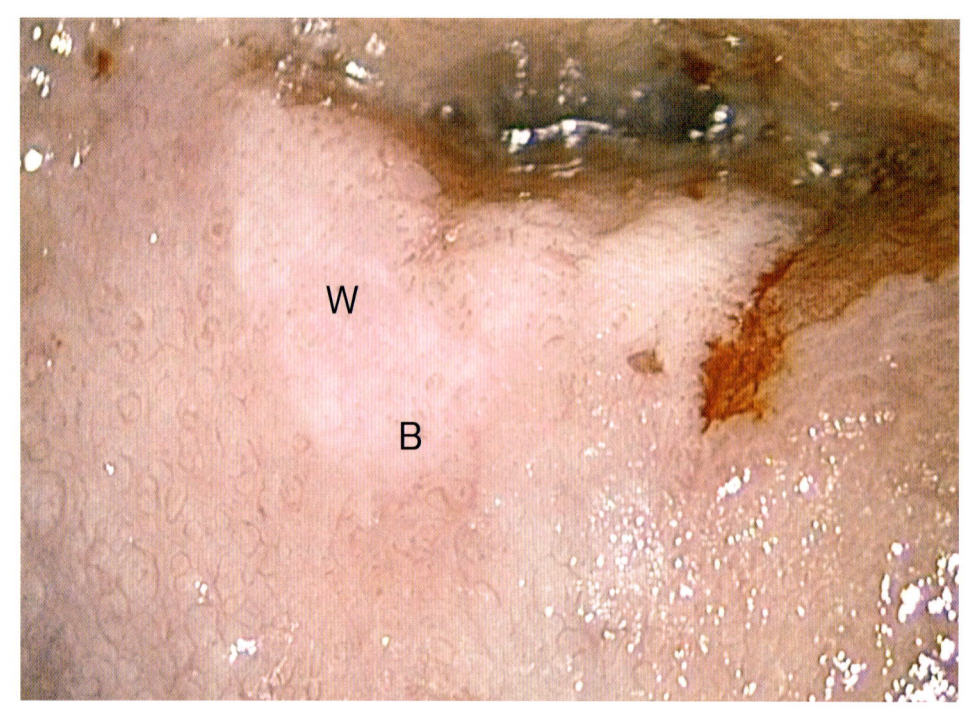

全体的に白色上皮がみられる中に一部白色調の強い部分がある．外側に比べ内側の厚みのある白色上皮の方が高位病変である．23歳，高度異形成（強拡大，加工後）

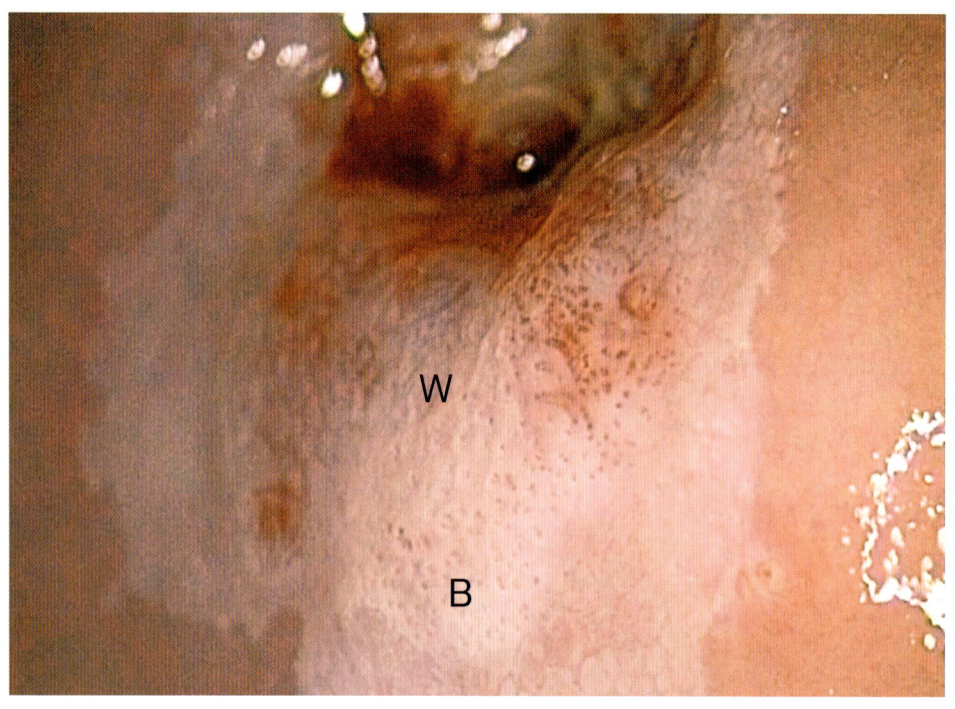

比較的菲薄でモザイクを伴う白色上皮の内側にさらに厚みのある白色上皮がみられ，明瞭な境界が観察される．酢酸加工の影響は長く持続する．37歳，高度異形成（中拡大・加工後）

尾根状隆起　B2　Ridge sign

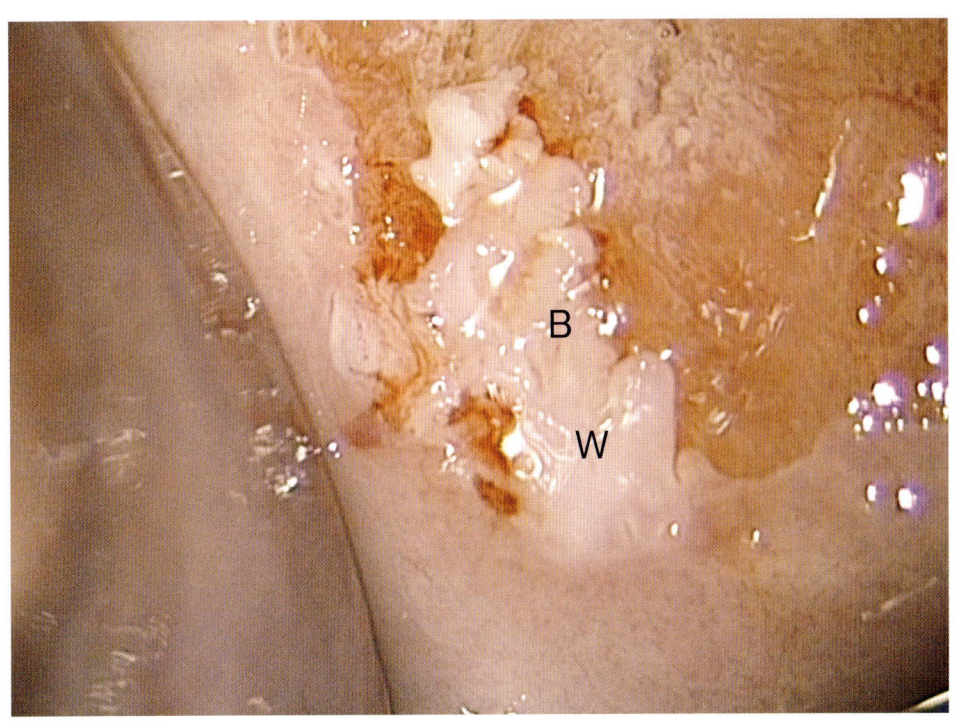

頸管腺領域に厚みのある突出した不透明な白色上皮．腺領域にみられる白色上皮の表面は滑らかな印象を持つ．42歳，高度異形成（強拡大，加工後）

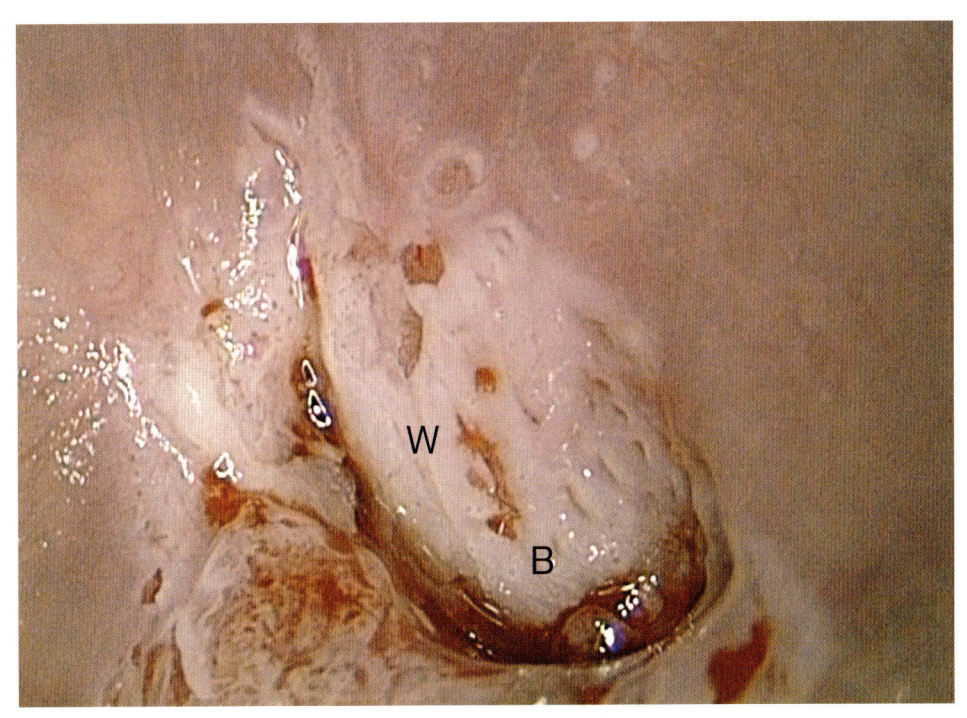

頸管腺領域にある不透明の突出した白色上皮．36歳，上皮内癌（強拡大，加工後）

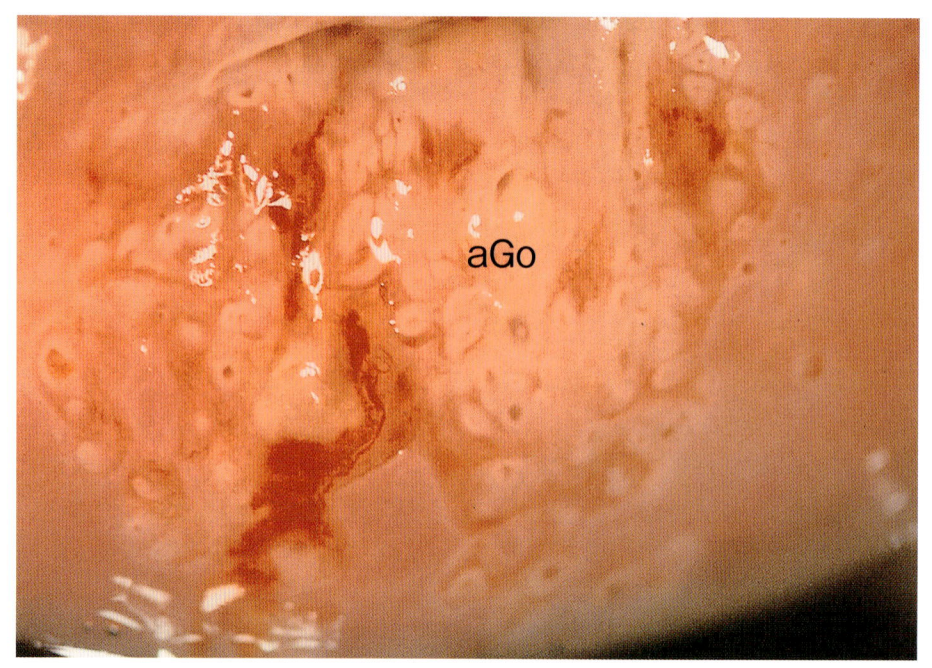

異常腺開口　aGo　Abnormal gland openings

やや透明感の残る白色調を基盤に多数の腺開口を認める．腺開口を形成する部分は平坦で，白色調も基盤の白色調とほぼ等しい．32歳，高度異形成（強拡大・加工後）

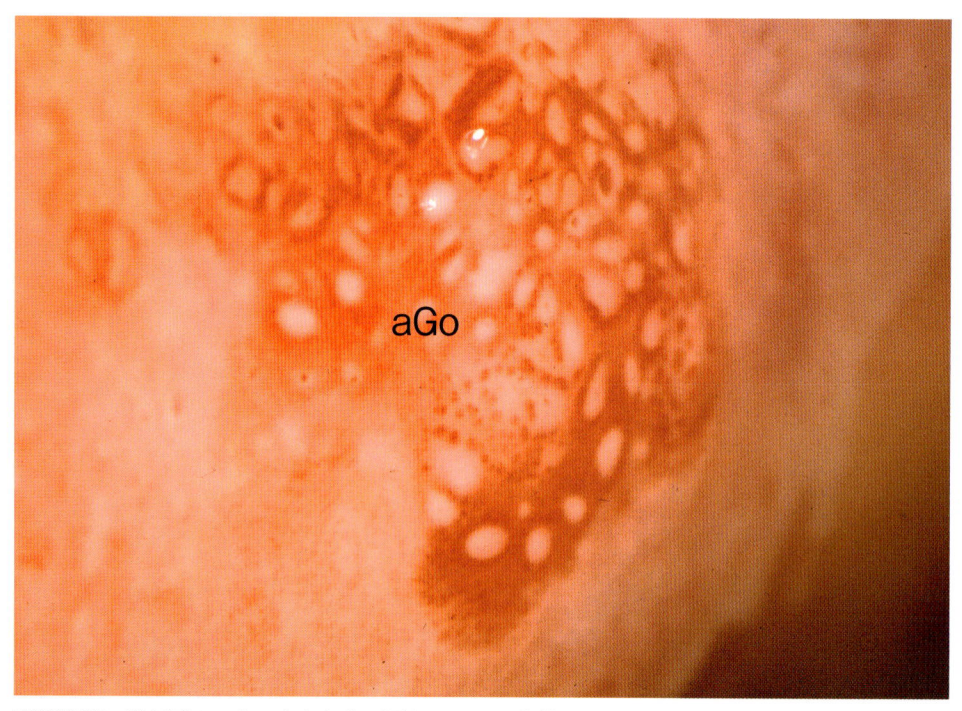

頸管腺開口部が厚みのある白色上皮で覆われている状態で，中心部は周囲よりやや盛り上がっているようにみえる．45歳，微小浸潤癌（強拡大・加工後）

4. 非特異的所見　　Nonspecific findings

白斑（角化，過角化）　L　Leukoplakia（keratosis, hyperkeratosis）

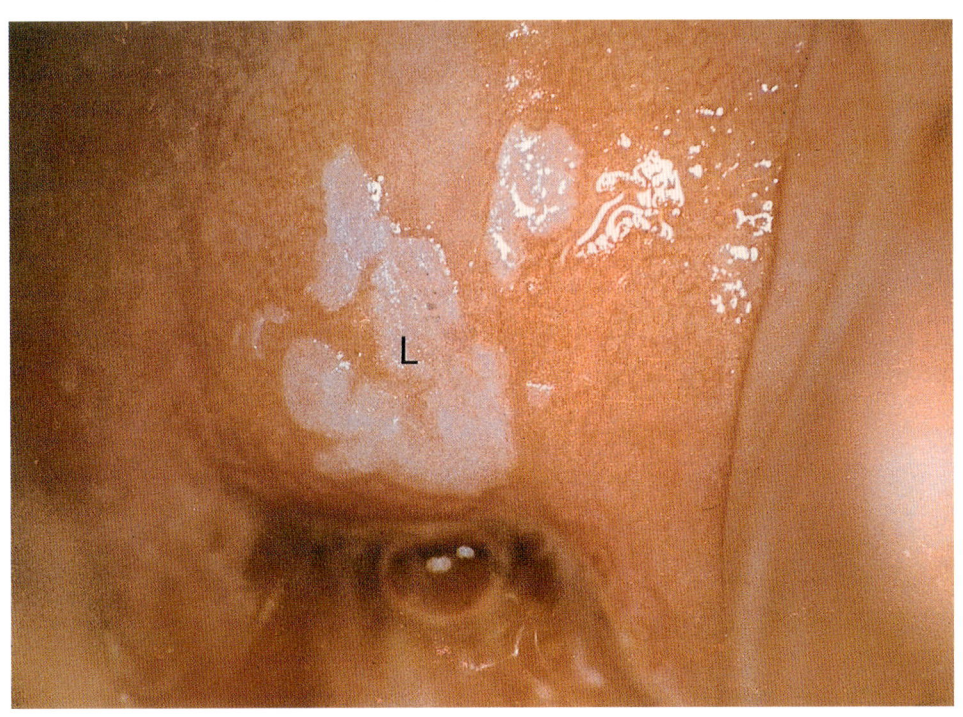

この白斑は酢酸加工なしでみられるが，菲薄で酢酸綿球の擦過により容易に剥脱する．
53歳，軽度異形成（弱拡大・未加工）

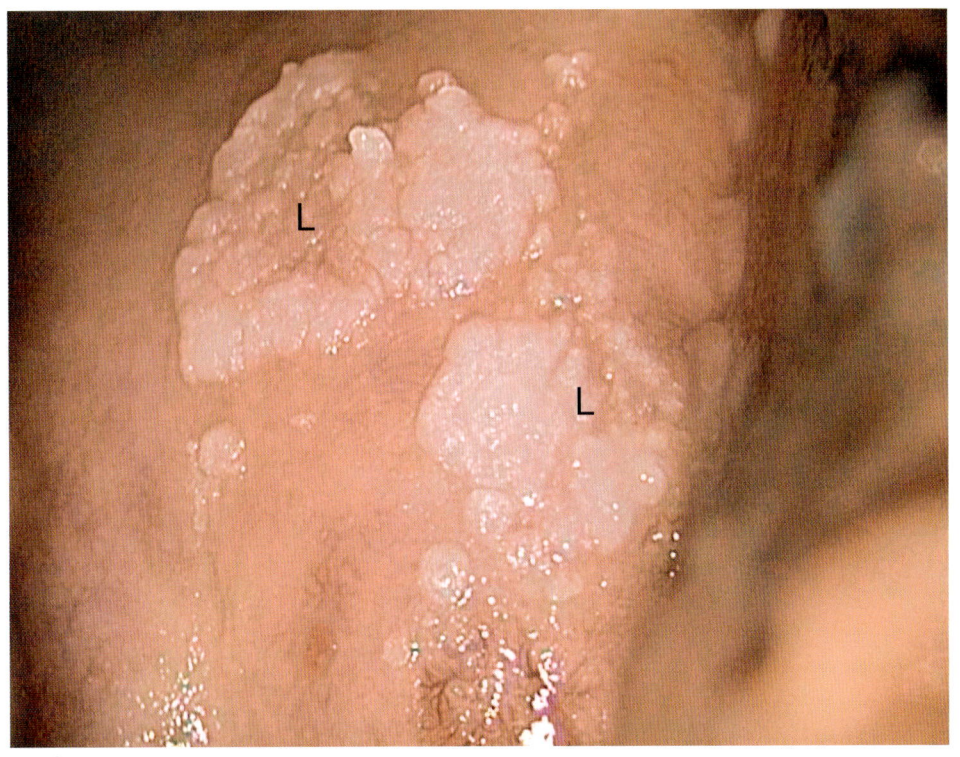

やや厚みのある白斑が加工なしでみられ，綿球や鑷子による擦過で容易に剥脱する．
酢酸加工によりあまり変化しない．52歳，角化上皮（強拡大・未加工）

白斑（角化，過角化） L Leukoplakia (keratosis, hyperkeratosis)

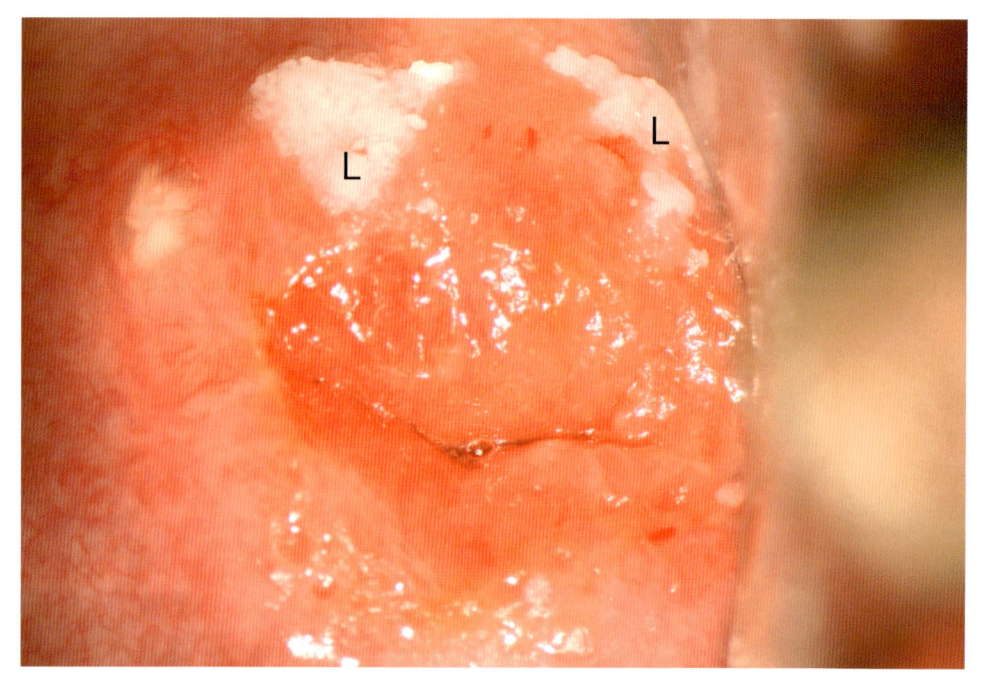

移行帯内にみられる凹凸不正の隆起病変で，鑷子による擦過で一部剥脱する．
32歳，中等度異形成（弱拡大・未加工）

びらん Er Erosion

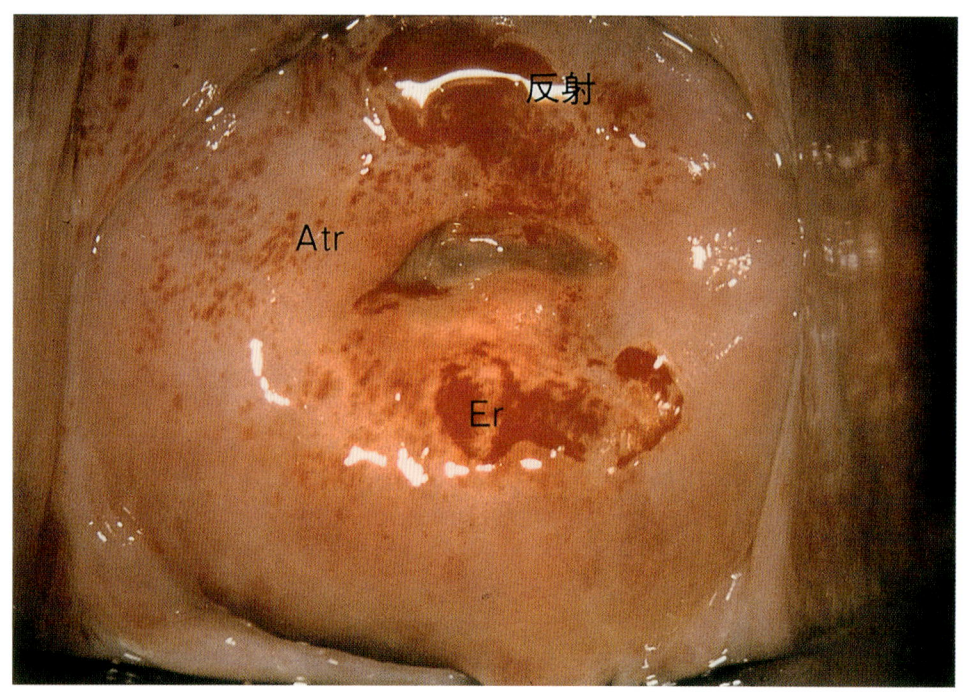

腟鏡による外傷性の上皮欠損である．上皮剥脱は，多くの場合萎縮した上皮でおきる．
64歳（弱拡大・未加工）

D. 浸潤癌所見　IC　Suspicious for invasion

異型血管　aV　Atypical vessels

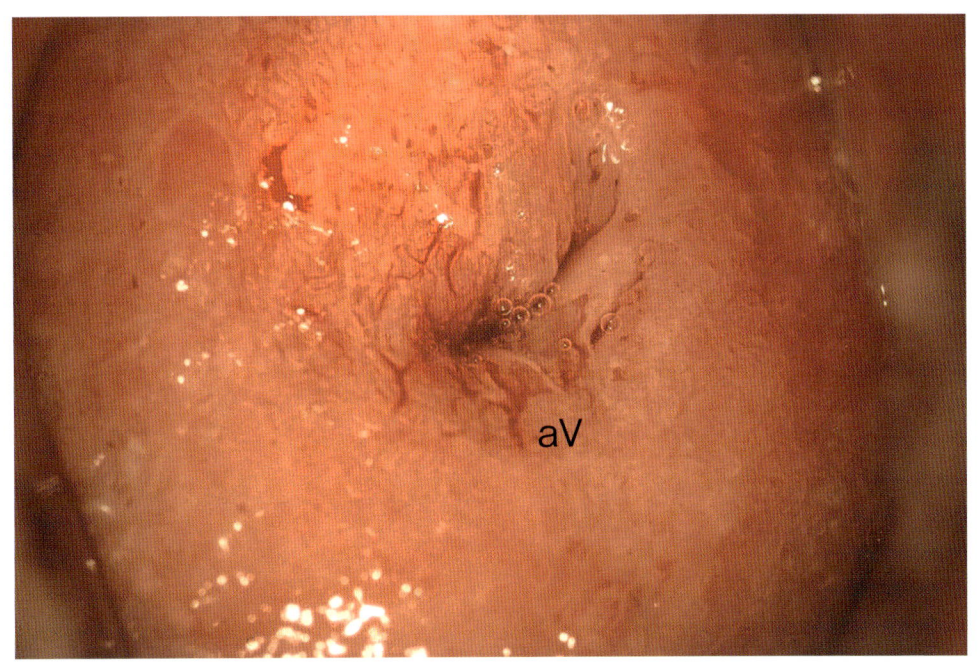

（弱拡大，加工後）

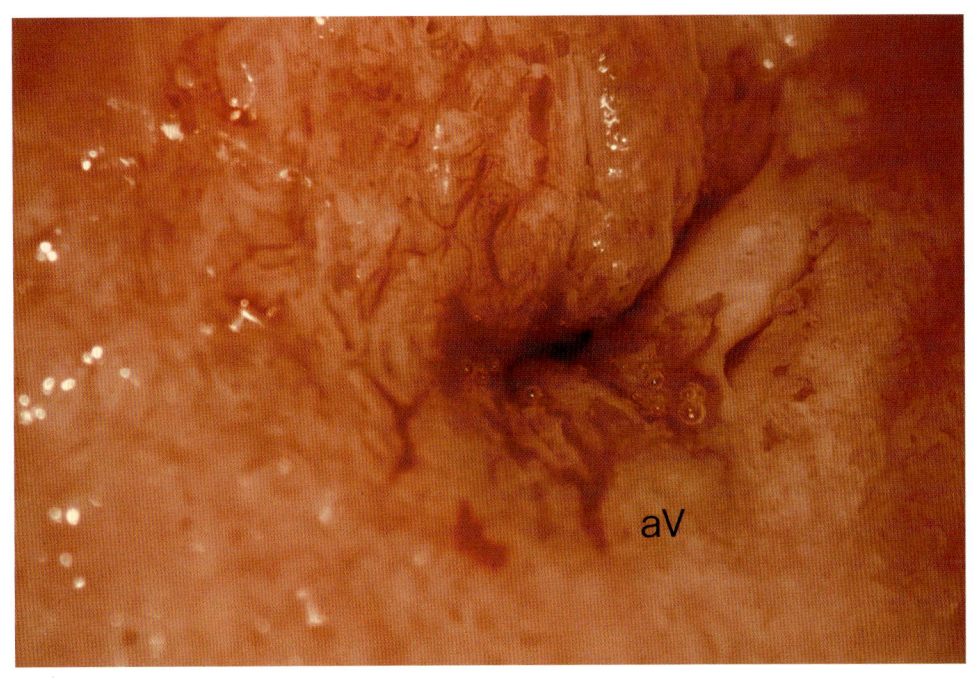

子宮口の周囲に白色上皮を認め，小型の樹根状を呈する異型血管がみられる．
35歳，微小浸潤癌（強拡大，加工後）

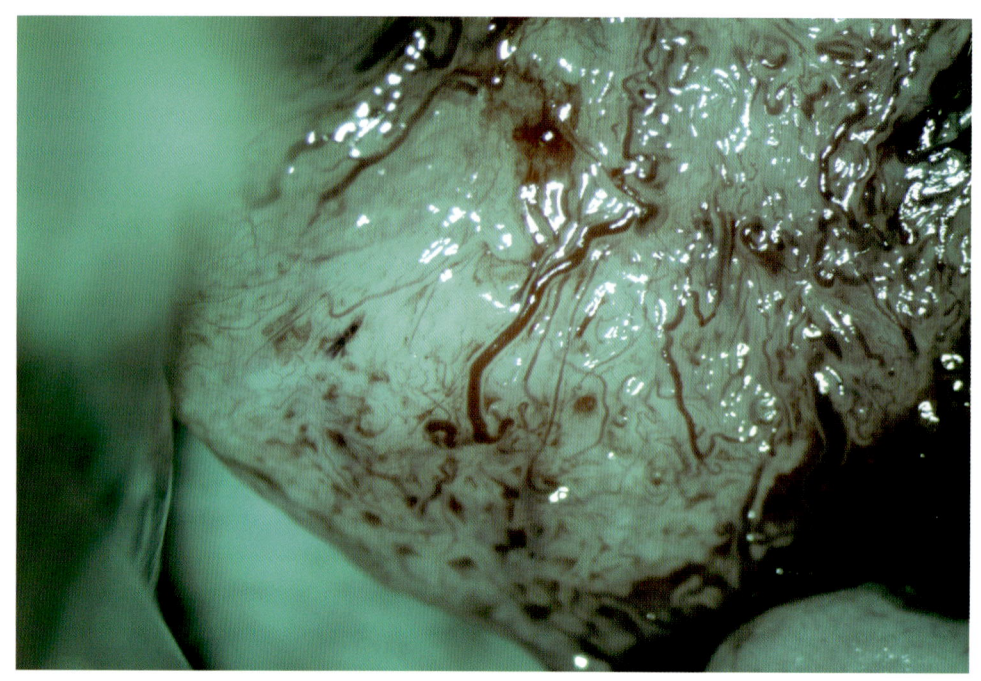

頸部表層に不規則な分布・走行を示す大小不同の血管像．途絶，ヘアピン状，コルク栓抜き状の異型血管がみられる．42歳，扁平上皮癌（グリーンフィルター・強拡大・未加工）

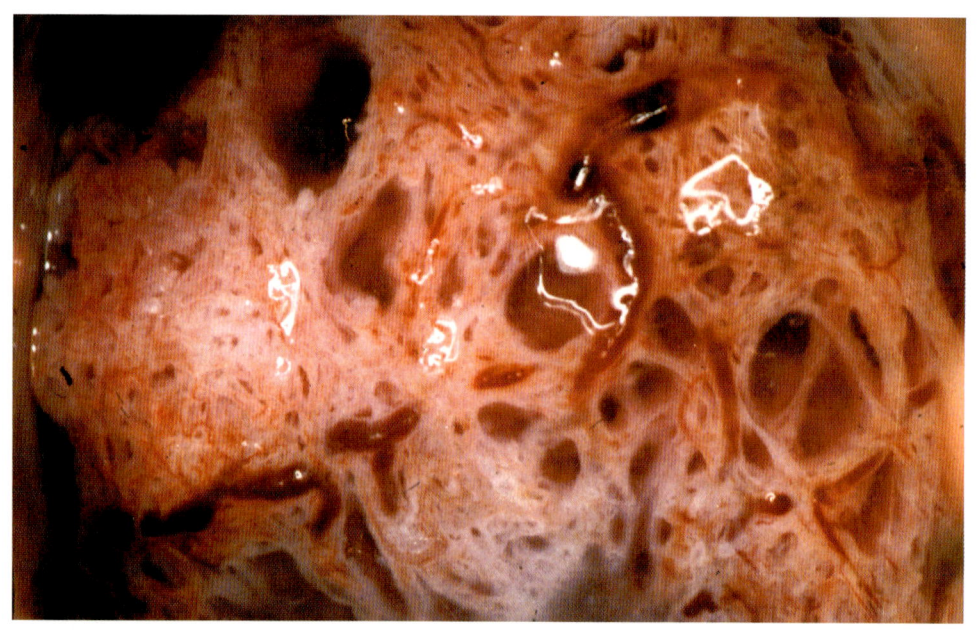

樹根状の非常に太い走行不規則な異型血管がみられ，大小不同の腺開口が観察される．表面は大量の粘液に覆われている．48歳，粘液性腺癌内頸部型（中拡大・加工後）

付随所見　Additional signs

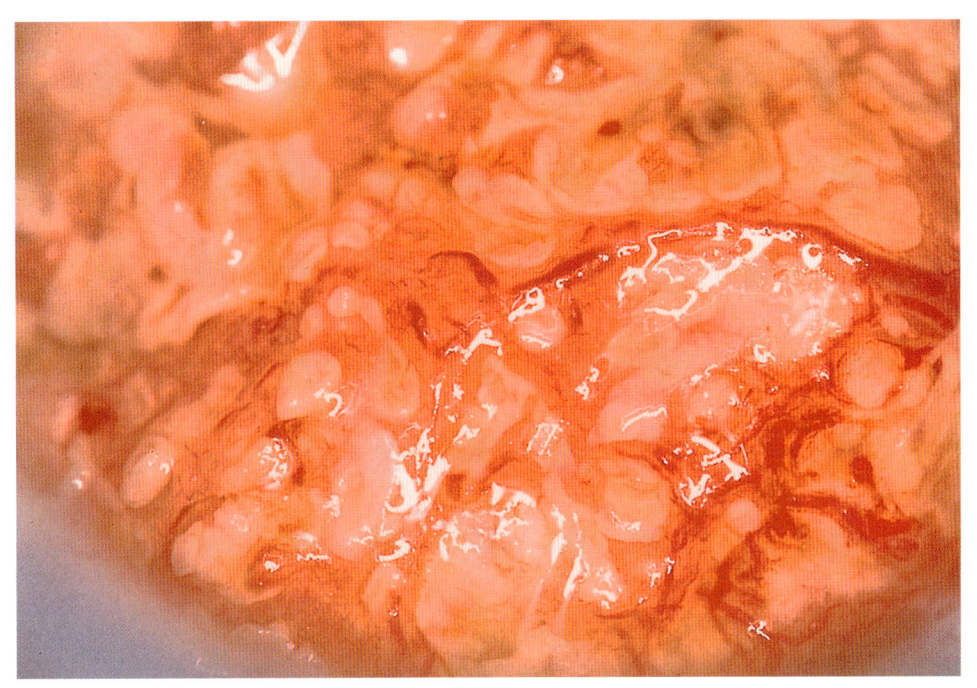

不規則な山脈様隆起にはロウ細工様の部分を認め，その中央および周辺には，強い異型をともなう血管がみられる．49歳，扁平上皮癌（強拡大・加工後）

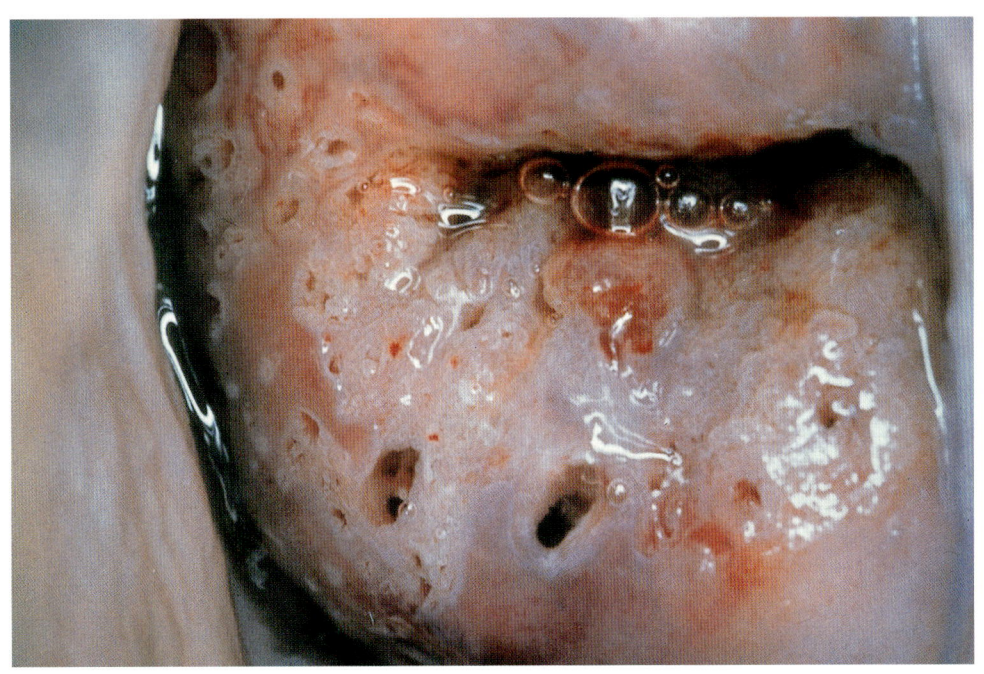

移行帯に類似するが，表面は肥厚感があって光沢不良，淡橙色である．酢酸加工により表面は乳白色化するが，腺開口は大型のものもあり不定形を示し，腺開口周囲に輪状の白斑はみられない．観察中にも粘液の分泌状態が認められる．36歳，粘液性腺癌内頸部型（中拡大・加工後）

E. その他の非癌所見　MF　Miscellaneous findings

1. コンジローマ　Con　Condyloma

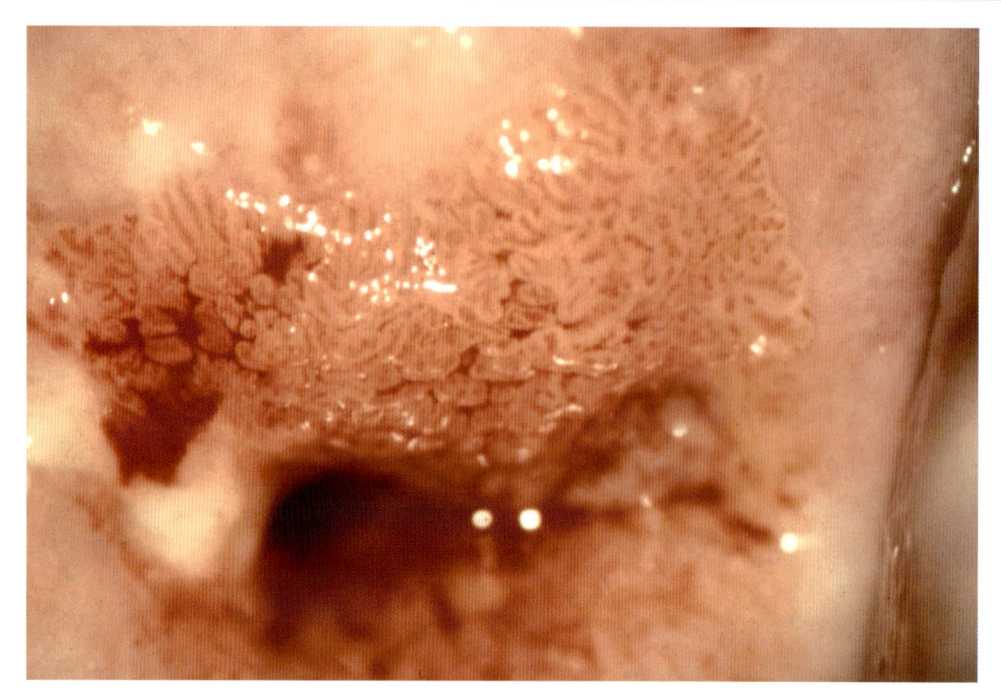

（中拡大・加工前）

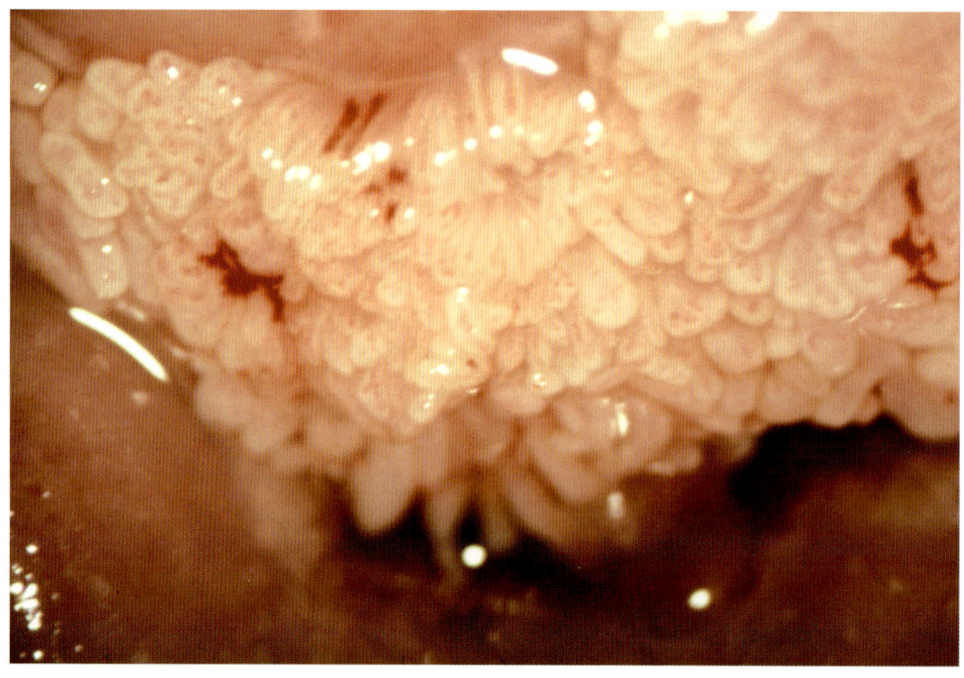

子宮腟部前唇に酢酸加工により乳白色を呈する乳頭状の腫瘤がみられ，その内部に不規則に走行する血管を認める．正面からは毬状，側面からは，樹枝状，綿状，ヘアピン状を呈している．
25歳，乳頭腫（強拡大，加工後）

2. 炎症　Inf　Inflammation

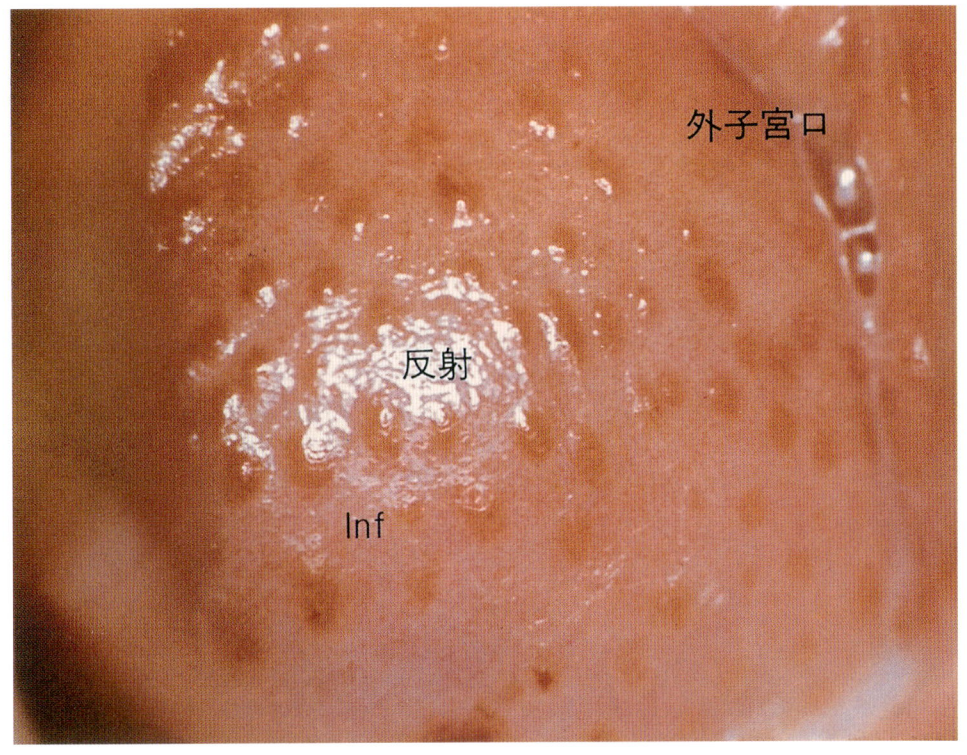

赤い丘疹状の小隆起がびまん性に散在し，その間にも無数の点状血管が認められる．
46歳，トリコモナス腟炎（強拡大・未加工）

3. 萎縮　Atr　Atrophy

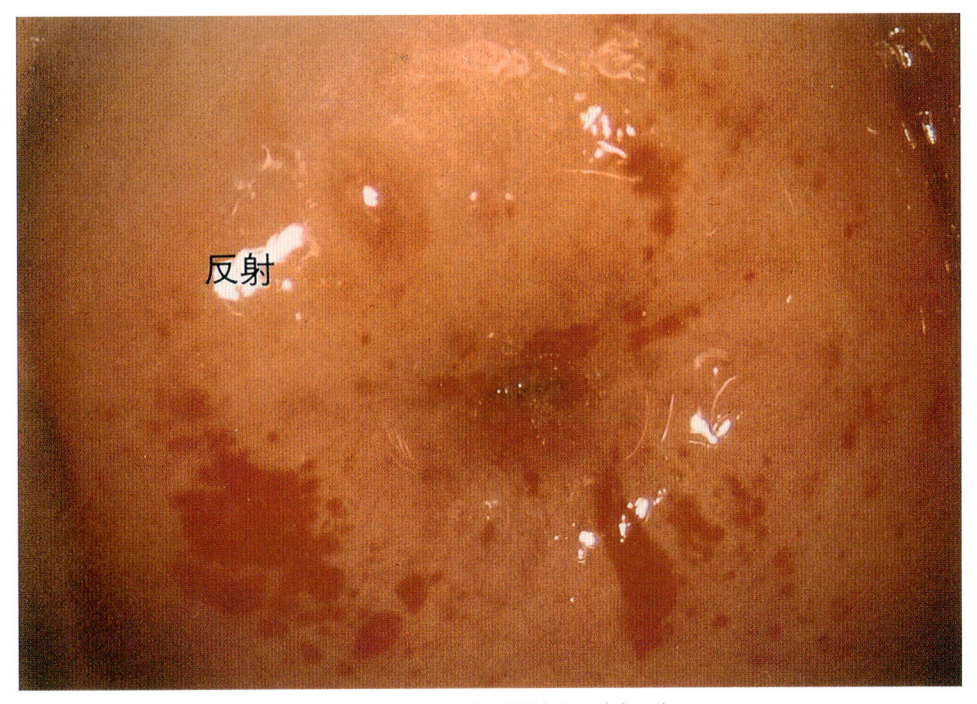

上皮は萎縮し，上皮下に溢血がみられる．53歳（弱拡大・未加工）

4. ポリープ　Po　Polyp

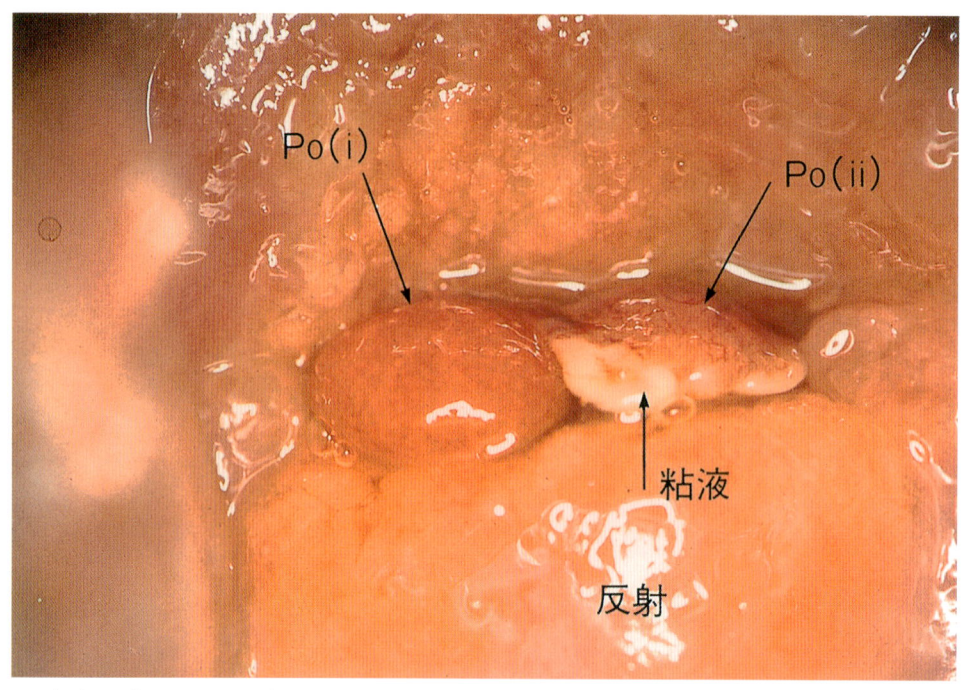

Po（ⅰ）の表面は平滑で透過性を有する．血管は豊富だが走行に異常はない．
Po（ⅱ）は黄色調で，血管はやや蛇行拡張している．25歳，妊娠9週
Po（ⅰ）：頸管ポリープ，Po（ⅱ）：脱落膜性ポリープ（中拡大・未加工）

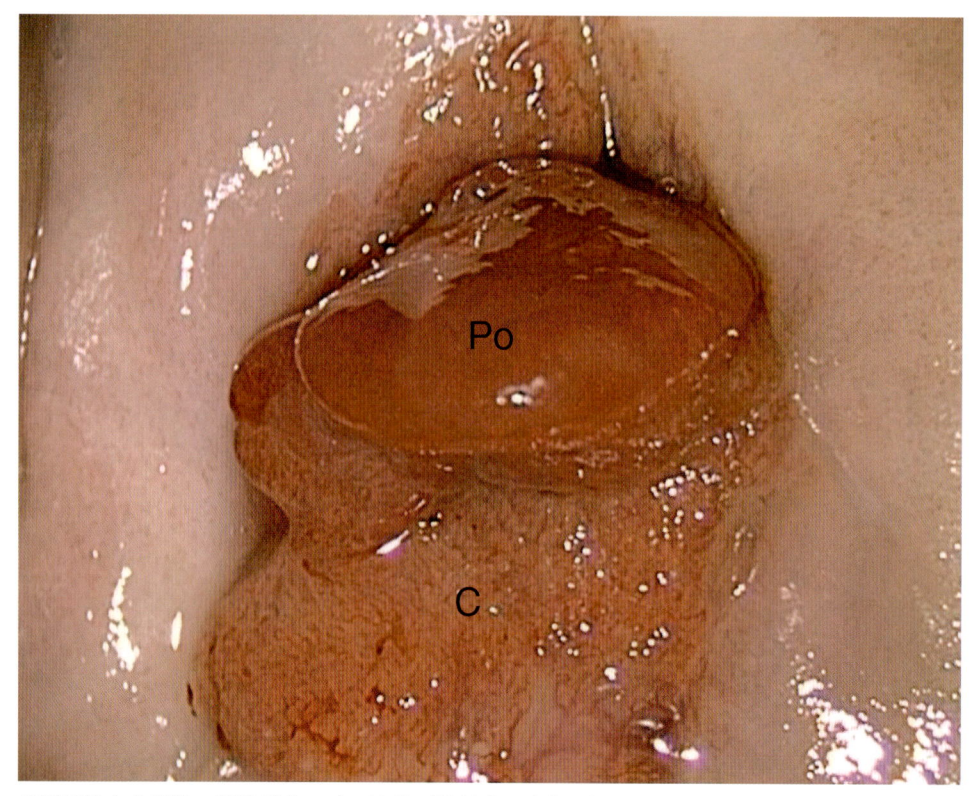

表面平滑な分葉状の頸管ポリープ．46歳（強拡大・未加工）

5. 潰瘍　Ul　Ulcer

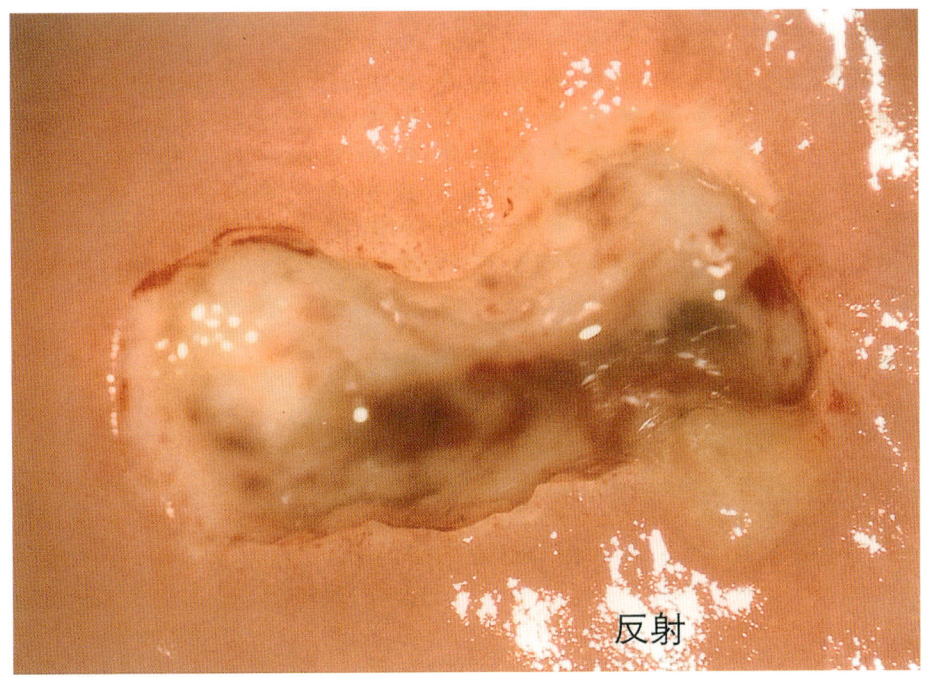

反射

外子宮口に一致してできた潰瘍で，潰瘍壁は急峻で，潰瘍底には灰白色調の苔を認める．
潰瘍辺縁部に異常所見を認めない．35歳，ベーチェット病（中拡大・未加工）

6. その他（メラノーマ）　etc　Others

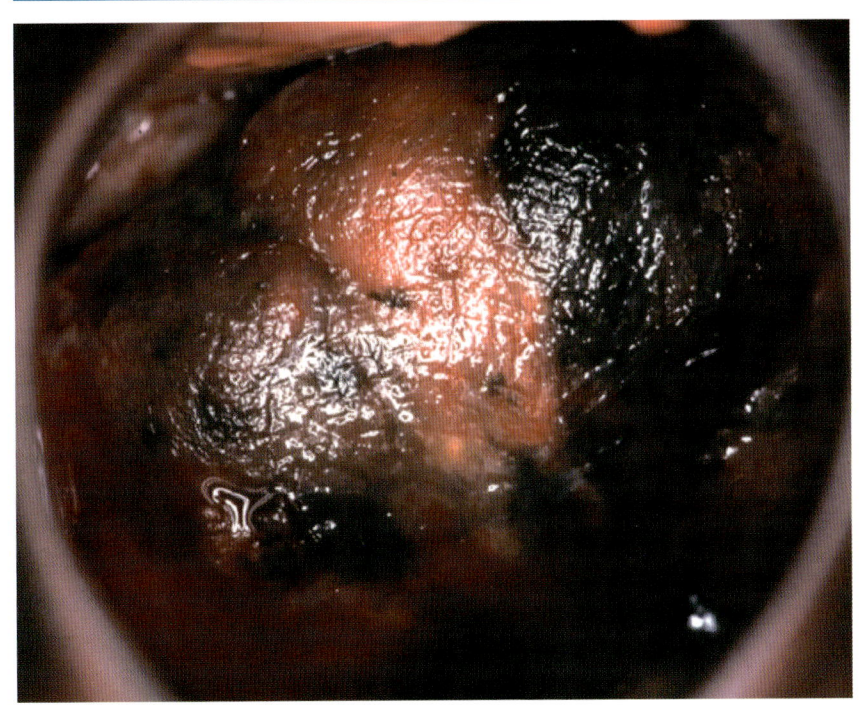

子宮腟部は易出血性で暗赤色の腫瘤状を呈しており，部分的に黒色色素沈着を示す．
72歳，子宮頸部悪性黒色腫（弱拡大・未加工）

6. その他（腟部結核） etc Others

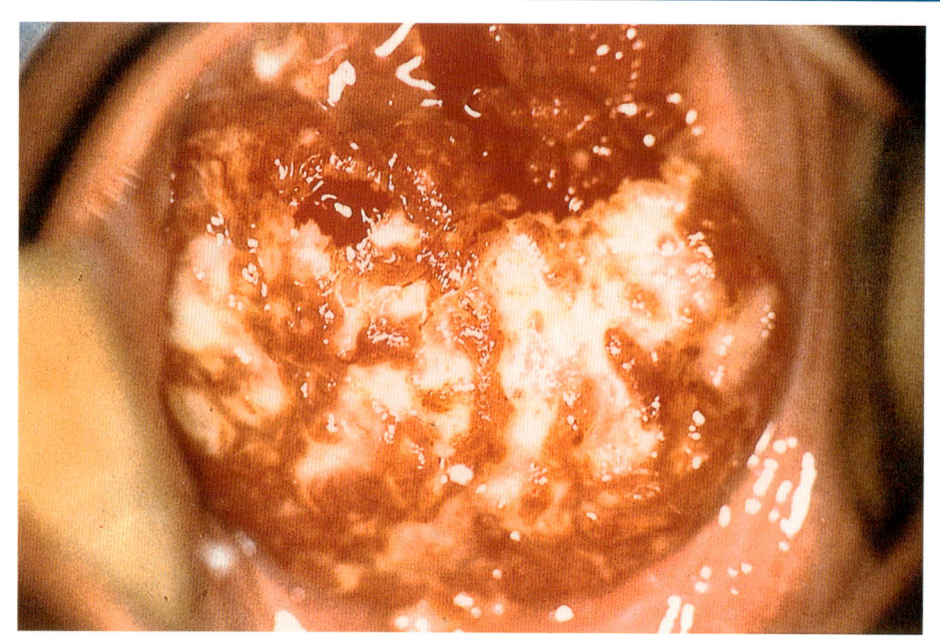

肉芽様所見の間には白色の壊死苔がみられ，毛細血管が増生し充血性で出血しやすい．
42歳，腟部結核（弱拡大・未加工）

6. その他（子宮内膜症） etc Others

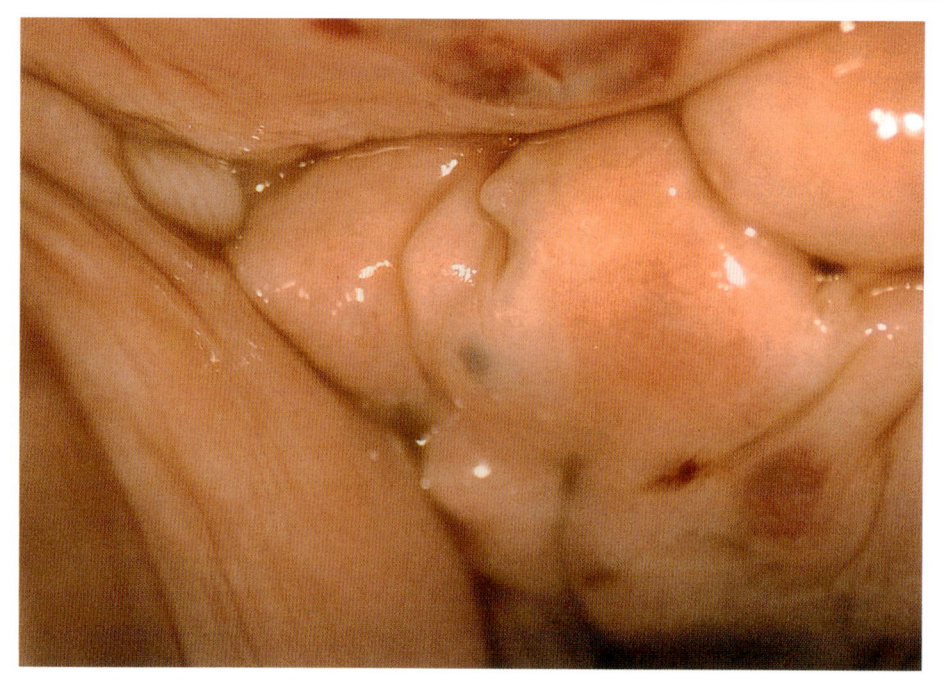

ダグラス窩に存在する子宮内膜症で，不規則な腟粘膜の隆起と子宮内膜症に特徴的なブルーベリースポットを認める．45歳，骨盤子宮内膜症（中拡大・未加工）

6. その他（再発癌） etc Others

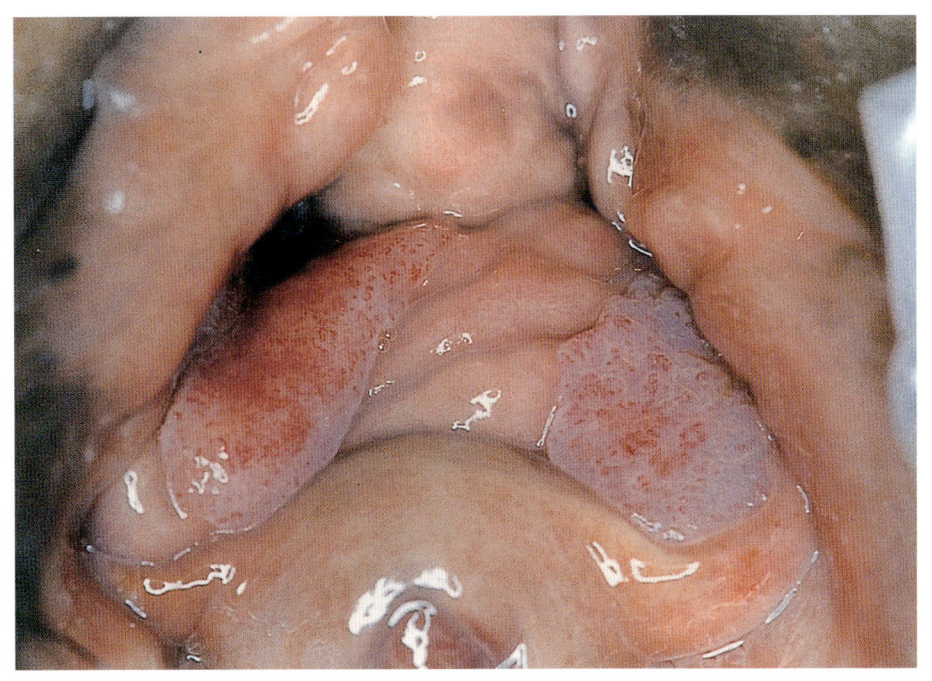

腟前庭における再発所見．両側腟前庭に小腫瘤（左はいちご状，右は舌状）を形成し，表面は小乳頭状で点状，つる状，糸くず状の異型血管をみる．60歳，扁平上皮癌（中拡大・加工後）

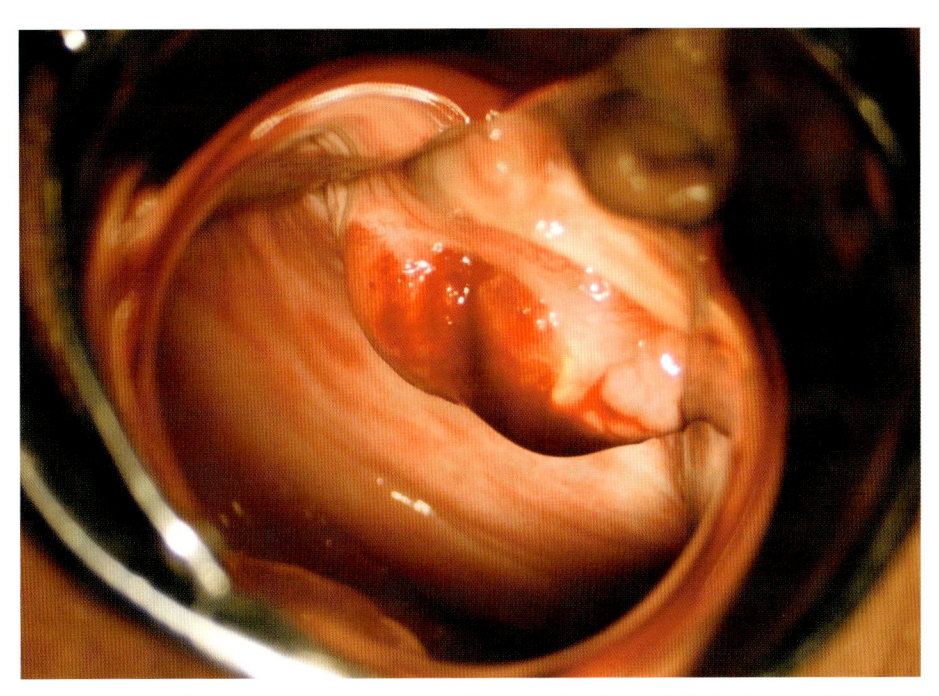

子宮体癌 IIIc 期術後1か月での腟再発．腟前壁より易出血性の小隆起を認める．病変の周囲は異型血管には乏しいが，腫瘍の中央は粘膜が欠損し出血している．
65歳，漿液性腺癌（弱拡大・加工後）

6. その他（肉芽） etc Others

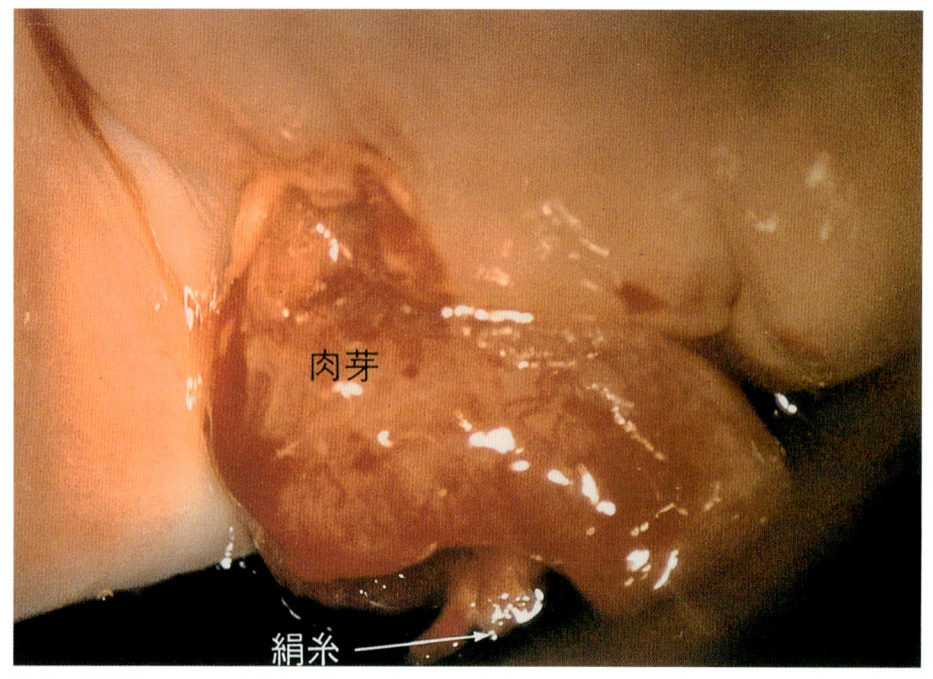

術後の腟断端にみられた肉芽である．出血しやすく，その下方に絹糸を認める．
48歳，術後腟断端の肉芽組織（中拡大・未加工）

6. その他（再生上皮） etc Others

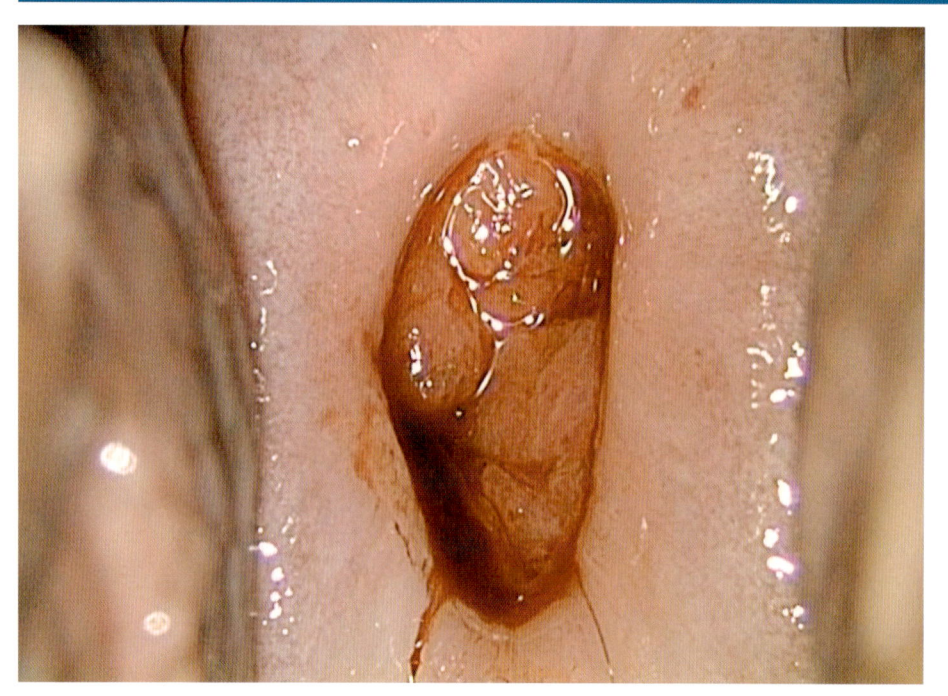

レーザー円錐切除1か月後の子宮頸部．周囲は成熟扁平上皮に覆われ，中央には円柱上皮の再生がみられる．41歳（中拡大・未加工）

6. その他（ベーチェット病）　etc　Others

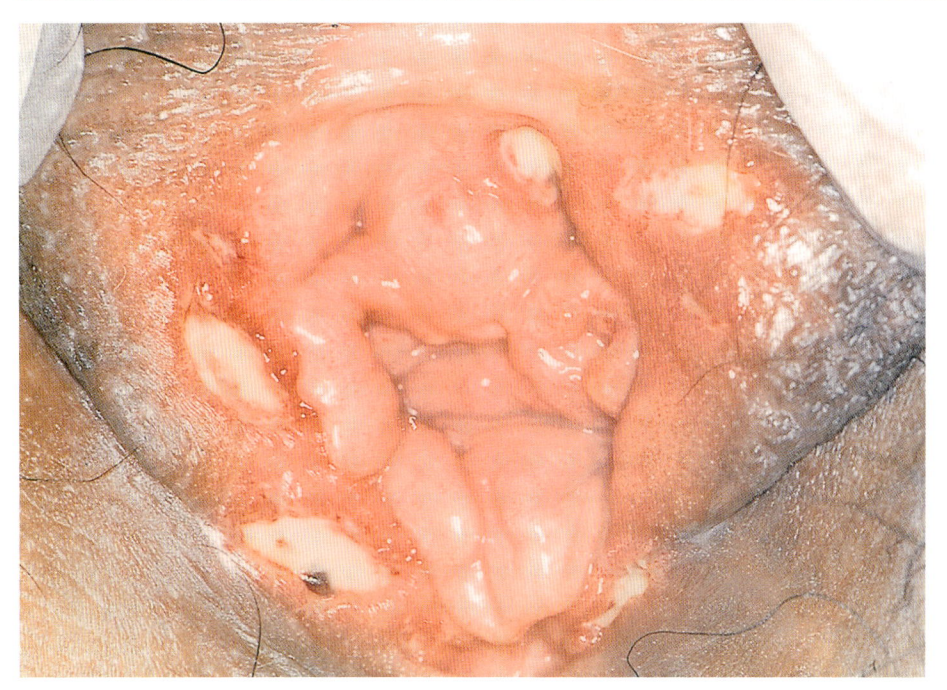

左右小陰唇から後腟入口部に 5 ヶ所の小潰瘍がみられ，それぞれの周囲は充血し，辺縁が明瞭で，潰瘍部は白苔を形成する．口腔内に同様の所見をみる．53 歳，炎症（中拡大・未加工）

6. その他（ヘルペス）　etc　Others

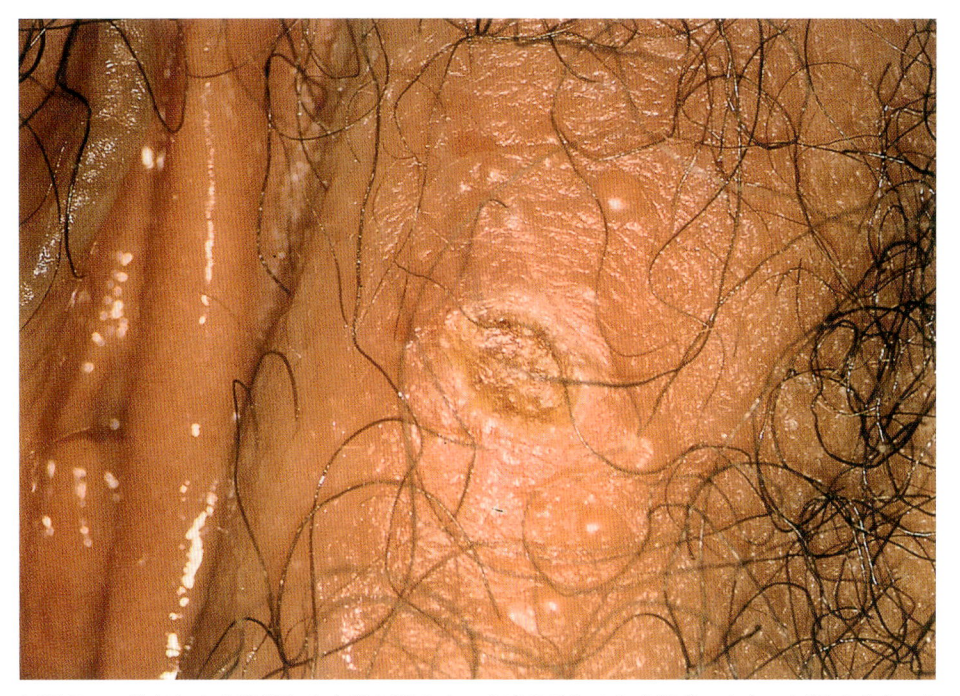

辺縁がやや隆起した小潰瘍と小水疱を認める．水疱が破れると小潰瘍になり，辺縁は炎症のため隆起する．28 歳，ヘルペス外陰炎（中拡大・未加工）

6. その他（ボーエン病）　etc　Others

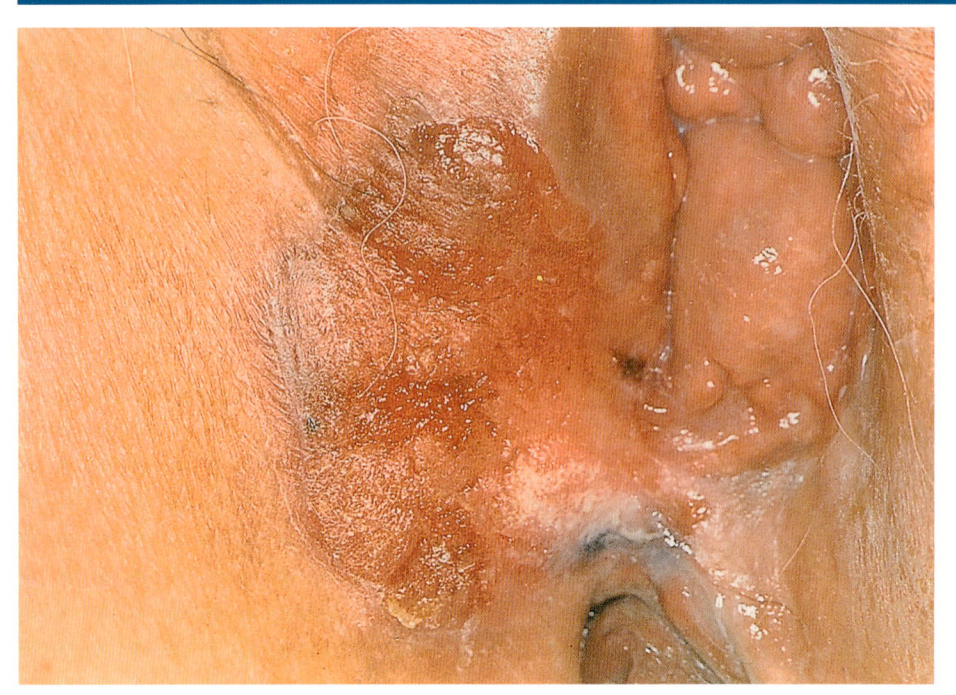

小陰唇から肛門の右側に表皮が欠損したようなびらん面がみられ，一部には痂皮が生じている．
外陰部中央には軽度の白斑をみる．62歳，扁平上皮内癌（中拡大・未加工）

6. その他（外陰癌再発）　etc　Others

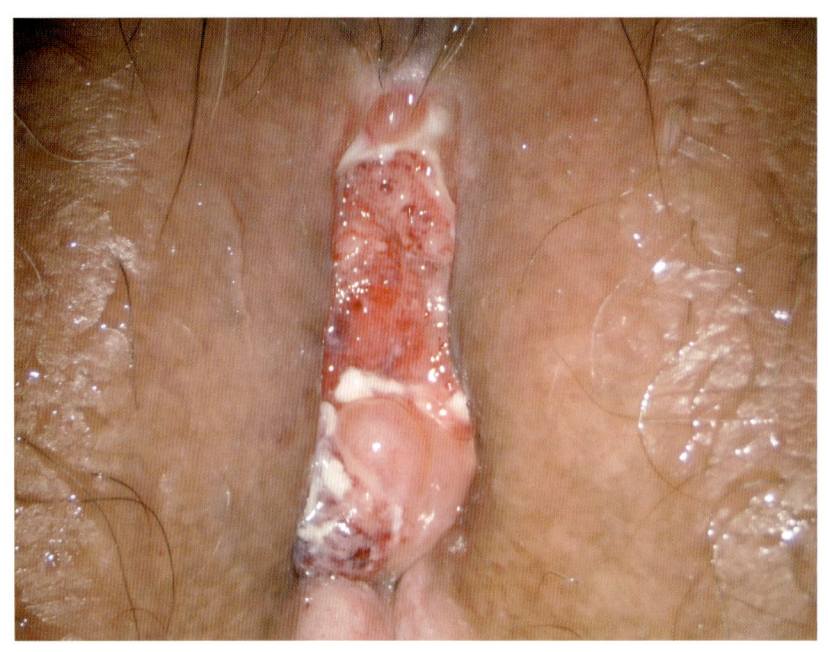

外陰癌III期CCRT後に単純外陰全摘施行後6か月での再発．原発巣であった陰核周辺に
固い腫瘤，表面は不規則に隆起し，異型血管に富む．89歳，扁平上皮癌（弱拡大・加工後）

改訂コルポスコピー所見分類：日本婦人科腫瘍学会 2014 各所見解説

今後わが国で使用する「改訂コルポスコピー所見分類：日本婦人科腫瘍学会2014」の所見を解説するが，バルセロナ国際分類対応で用いてきた所見と同一の場合は，原則としてバルセロナ国際分類対応での解説をそのまま採用し，リオデジャネイロ国際分類で新たに取り上げられた所見については新しく解説を書き加えた．

A) 総合評価　GA　General assessment

1. 観察可　観察不可（理由：炎症，出血，瘢痕など）
　　　ADE or INA　Adequate or inadequate for the reason（inflammation, bleeding, scar, etc）

コルポスコピーを行うにあたり，子宮頸部が観察できるか否かをまず評価する．観察できないのであれば，その理由を付記する．この中には，クスコ診が可能であるが子宮頸部が観察し得ない症例に加えて，クスコ診そのものができないため観察不可である症例も含まれる．

2. 扁平円柱境界　SCJ　Squamocolumnar junction
　　可視　　　　V1　Completely visible
　　部分的可視　V2　Partially visible
　　不可視　　　V3　Not visible

外頸部に SCJ が明瞭に確認できるものを可視，開口鑷子を用い外子宮口を開大して頸管内の観察を行うと SCJ の全てもしくは少なくとも一部が確認できるものを部分的可視，確認できないもの不可視とする．

3. 移行帯　TZ　Transformation zone
　　1型　TZ1　Type 1
　　2型　TZ2　Type 2
　　3型　TZ3　Type 3

移行帯が完全に外頸部にあり全て観察できるものを1型，移行帯が一部内頸部に拡がるが全て観察できるものを2型，移行帯が内頸部に拡がり上限を観察できないものを3型とする．

B) 正常所見　NSF　Normal colposcopic findings

1. 扁平上皮　S　Original squamous epithelium

腟壁や子宮腟部の表面を本来覆っている平滑でピンク色を呈する無構造な上皮である．粘液を分泌する上皮・腺開口・ナボット卵などの円柱上皮の遺残はない．

2. 円柱上皮　C　Columnar epithelium

粘液を分泌する背の高い一層の上皮で，頭側の子宮体内膜，尾側の扁平上皮あるいは扁平上皮化生とのあいだに存在する．円柱上皮域は突出した間質乳頭とそのあいだの陥没のため凹凸のある表面を呈する．酢酸加工により定型的なぶどう房状所見を示す．円柱上皮は頸管内および子宮

腟部にあるが，ときには腟壁にもみられる．

3. 化生上皮　T　Metaplastic squamous epithelium
####　　ナボット卵　N　Nabothian cysts
####　　腺開口　Go　Gland openings

扁平上皮と円柱上皮のあいだにあり，種々の成熟段階にある扁平上皮化生の領域である．このなかには，扁平上皮化生に囲まれた円柱上皮・腺開口・ナボット卵などを含む．正常の化生上皮では cervical neoplasia を疑わせるコルポスコピー所見はない．新分類ではナボット卵と（正常）腺開口所見を付記する．

C) 異常所見　ACF　Abnormal colposcopic findings

1. 概観　General principles
####　　病変の部位：移行帯（内，外）（　　時方向）
####　　Location of the lesion : inside or outside the transformation zone（clock position）
####　　病変の大きさ：子宮腟部占拠率（　　％）
####　　Size of the lesion : percentage of cervix the lesion covers

新分類では，異常所見が移行帯の内側あるいは外側のどの方向（時計回り）に存在するのかを明示する．また子宮腟部占拠率は，病巣の面積ではなく子宮腟部全周に占める割合を百分率として算出する．

2. 軽度所見　Grade 1（minor）
####　　白色上皮（軽度）　W1　Thin acetowhite epithelium

白色上皮は酢酸加工後にみられる限局性の異常病変で，核密度の上昇した領域にみられる一過性の現象である．核密度の高さで，白色調がより強調される．軽度所見では，厚みはなく比較的白色調に透見性がある．酢酸加工後に所見が速やかに出現し，所見の消失も早い．

####　　モザイク（軽度）　M1　Fine mosaic

モザイク模様を示す限局性の異常病変で，その領域は赤い境界で区画されている．モザイクの軽度所見は，やや丸味を感じさせる小型の網目であり，モザイク模様として未完成である．網目の大小不同性は少ない．モザイクは，原則として血管構築で軽度所見・高度所見を判定するが，その背景である白色上皮の軽度所見・高度所見とほぼ一致している．

####　　赤点斑（軽度）　P1　Fine punctation

毛細血管が点状にみえる限局性の異常病変である．軽度所見は，大きさの揃った明らかな赤点を認め，各赤点間距離は比較的規則正しい．背景の白色上皮については，モザイク同様に赤点斑の grading とほぼ一致する．

####　　不規則・地図状辺縁　B1　Irregular, Geographic border

比較的透過性のある薄い白色上皮（軽度所見）が広範囲にみられ，その辺縁が不規則，地図状であるものをいう．軽度扁平上皮内病変を示唆する所見である．

3. 高度所見　Grade 2（major）

白色上皮（高度）　W2　Dense acetowhite epithelium

白色上皮は，高度所見になると厚みを感じさせ不透明白色調を呈する．腺開口が残存することは少ない．ときには白色調がやや黄色調を帯びることもある．周辺の正常所見への移行が明瞭なのも高度所見の特徴である．高度所見は酢酸加工後に所見が浮かび出るまでに時間を要し，所見が消失するにも時間を要する．

モザイク（高度）　M2　Coarse mosaic

モザイクの高度所見では，多稜形を示す完成度の高いモザイク網目を認め，病変が進行すれば，網目の乱れや著明な大小不同性を認める．背景の白色上皮も高度所見を呈する．モザイク網目の中心部に血管（中心血管）や中心部に向かって走行する血管像（横走血管）を認めることがあり，より高度病変の可能性を示唆する所見である．

赤点斑（高度）　P2　Coarse punctation

赤点斑の高度所見は，大小不同性を示す赤点で，隆起してみえる場合もある．各赤点間距離にばらつきを認めるようになる．背景の白色上皮も高度所見を呈する．

異常腺開口　aGo　Abnormal gland openings

腺開口を白色上皮の輪が取り囲むような，あるいは埋め尽くしているような所見で，腺開口が集束して認められる領域をいう．しばしば周辺所見よりも腺口所見が際立っており，腺開口を埋め尽くした白色上皮が盛りあがって観察される．

鋭角辺縁，内部境界，尾根状隆起　B2　Sharp border, Inner border sign, Ridge sign

不透明で厚みのある白色上皮（高度所見）と正常所見との境界が明瞭でシャープであるものを鋭角辺縁という．また，比較的菲薄な白色上皮（軽度所見）の内側にさらに厚みのある白色上皮（高度所見）がみられ，両者間に明瞭な境界が観察される場合を内部境界という．さらに，白色上皮（高度所見）の第2次SCJが正常円柱上皮と接する部分が盛り上がって尾根状に観察されるものを尾根状隆起という．いずれも高度扁平上皮内病変を示唆する所見である．

4. 非特異的所見　Nonspecific findings

白斑（角化，過角化）　L　Leukoplakia（keratosis, hyperkeratosis）

隆起した白色の限局性病変で，いわゆる snow white といわれるきわめて特徴ある白色調を呈する．組織学的には hyperkeratosis や parakeratosis に相当する．白斑は酢酸加工前から認められるのが特徴である．白斑には，上皮の表面に乗っているようなものと深部の上皮と関連をもつものがある．前者は単純な keratosis で容易に剥脱し，下面に neoplastic change を思わせるような所見が存在しない．後者は neoplastic change の存在を示唆し，白斑を完全に除去することが困難である．

びらん　Er　Erosion

上皮の剥脱した領域をいい，外傷によるものが多い．バルセロナ分類では，その他の非癌所見に含まれていたが，リオデジャネイロ分類では異常所見の中の非特異的所見に移動した．異常所見や浸潤癌所見にともなう上皮の欠損もこの項目に含まれる．

D）浸潤癌所見　IC　Suspicious for invasion

異型血管　aV　Atypical vessels

リオデジャネイロ分類では，異型血管を浸潤癌を強く疑う所見として定義している．

これは，コンマ状・コルク栓抜状・スパゲッティ状にみえる不整拡張や不規則走行を示す不整血管で，ときには樹根状など大型の異型血管を認めるものをいう．通常のモザイクや赤点斑でみられる網目や赤点を示す血管像が崩れたものではない．わが国特有の概念である「異型血管域」の取扱いには議論が分かれたが，微細な異常血管集簇像は腫瘍性変化のみならず様々な良性変化にもみられ，その病的意義を明確に定義し難いことから，改訂日本版では癌浸潤を強く疑う血管像を「異型血管」と解釈し，原文通り浸潤癌所見に組み入れた．

付随所見　Additional signs：fragile vessels, irregular surface, exophytic lesion, necrosis, ulceration（necrotic），tumor or gross neoplasm

進行するに伴い脆弱，不整で凹凸を認める表面構造に加えて，壊死や潰瘍形成がみられるようになり，肉眼的に明らかな浸潤癌と認識できるようになる．これらを付随所見と定義している．

E）その他の非癌所見　MF　Miscellaneous findings

1．コンジローマ　Con　Condyloma

HPV感染による所見で，主として外向発育型病変で乳頭状を呈する．乳頭内にループ状の血管を認めることが多い．

2．炎症　Inf　Inflammation

びまん性の点状血管を認める広汎な充血像である．血管像は赤点斑に類似するが，背景に異常所見を認めない．

3．萎縮　Atr　Atrophy

エストロゲンの低下した状態における扁平上皮をいう．上皮は薄くなり溢血を認めることが多い．

4．ポリープ（頸管外，頸管内）　Po　Polyp（ectocervical or endocervical）

ポリープ表面は円柱上皮あるいは化生上皮を呈する．

5．潰瘍　Ul　Ulcer

異常所見や浸潤癌所見を随伴しない潰瘍形成をいう．

6．その他　etc　Others

主として子宮頸部に認められる良性病変をいうが，子宮腟部の特殊な腫瘍や腟部および外陰部に認める良性病変および悪性病変もこの項目で扱う．

> 参考

リオデジャネイロ国際分類における腟所見および円錐切除法に関する見解

> Bornstein J, et al. 2011 Colposcopic terminology of the International Federation for Cervical Pathology and Colposcopy. Obstet Gynecol, 2012; 120: 166-172.

Table 2. 2011 International Federation of Cervical Pathology and Colposcopy Clinical and Colposcopic Terminology of the Vagina

Section	Pattern
General assessment	Adequate or inadequate for the reason (eg, inflammation, bleeding, scar) transformation zone
Normal colposcopic findings	Squamous epithelium: mature or atrophic
Abnormal colposcopic findings	General principles: Upper third or lower two-thirds Anterior, posterior, or lateral (right or left) Grade 1 (minor): Thin acetowhite epithelium, fine punctation, fine mosaic Grade 2 (major): Dense acetowhite epithelium, coarse punctation, coarse mosaic Suspicious for invasion: Atypical vessels Additional signs: fragile vessels, irregular surface, exophytic lesion, necrosis, ulceration (necrotic), tumor or gross neoplasm Nonspecific: Columnar epithelium (adenosis) Lesion staining by Lugol's solution (Schiller's test): stained or nonstained, leukoplakia
Miscellaneous findings	Erosion (traumatic), condyloma, polyp, cyst, endometriosis, inflammation, vaginal stenosis, congenital transformation zone

Table 3. 2011 International Federation of Cervical Pathology and Colposcopy Colposcopic Terminology of the Cervix—Addendum

Section	Pattern
Excision treatment types	Excision type 1, 2, 3
Excision specimen dimensions	Length—the distance from the distal or external margin to the proximal or internal margin Thickness—the distance from the stromal margin to the surface of the excised specimen Circumference (optional)—the perimeter of the excised specimen

Fig. 3. Type 3 excision. Resection of a type 3 transformation zone. It includes a longer and larger amount of tissue than type 1 or type 2 excisions and a significant amount of endocervical epithelium.
(Bornstein J, et al. Obstet Gynecol, 2012; 120: 166-172.)

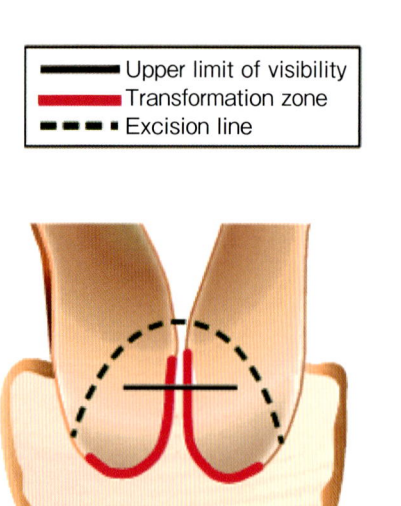

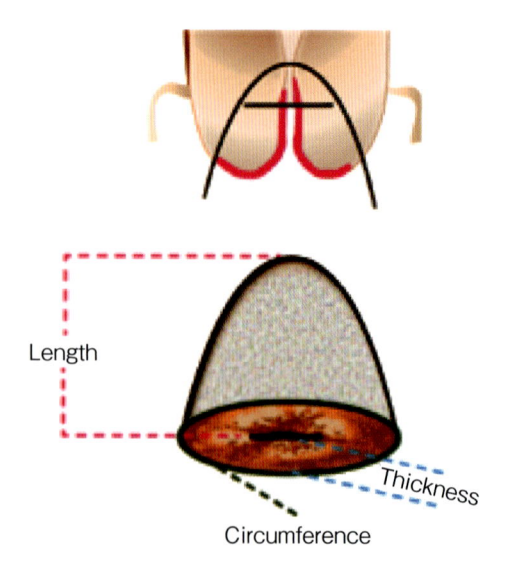

Fig. 4. Line drawing of large loop excision of the transformation zone specimen after removal, with dimensions used to designate thickness, length, and circumference.
(Bornstein J, et al. Obstet Gynecol, 2012; 120: 166-172.)

Khalid S, et al. The thickness and volume of LLETZ specimens can predict the relative risk of pregnancy-related morbidity. BJOG, 2012; 119: 685-691.

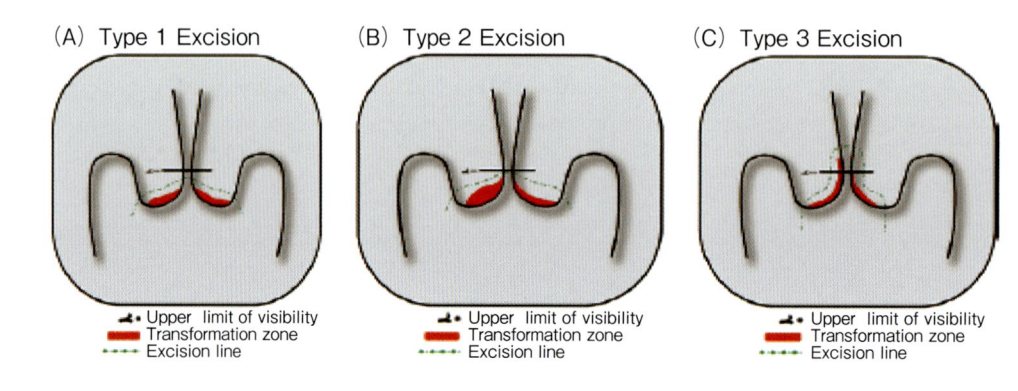

(A) Type 1 Excision   (B) Type 2 Excision   (C) Type 3 Excision

コルポスコープ紹介

オリンパス・コルポスコープ　OLYMPUS　OCS－500

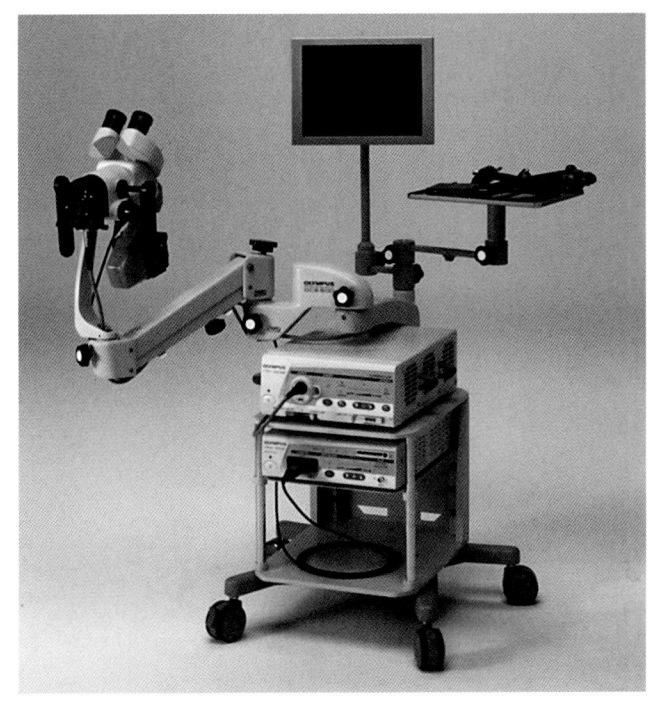

販売名：コルポスコープ　OCS－500
薬事番号：13B1X00277000076

特徴・仕様

① 大きさ：ベース　直径/600 mm 総重量 39 kg（光源装置含む）
② 光源：キセノン/ハロゲン＋ライトガイド方式
　　　　　グリーンフィルター挿脱可能
③ 焦準・焦点距離：対物焦点距離可変方式　220〜350 mm
④ 総合倍率：6倍ズーム　WD220　3.7 ×〜23.7 ×
　　　　　　　　　　　　WD300　3.0 ×〜18.8 ×
　　　　　　　　　　　　WD350　2.7 ×〜16.9 ×
⑤ 焦準・ズーム操作：ハンドル脇のつまみにて調整可能
⑥ 記録装置：デジタルカメラ（別売デジタルカメラアダプターにより接続可能）
　　　　　　　TVカメラ（別売TVカメラアダプターにより接続可能）
⑦ オプション：キセノン光源，LCDモニター，システムラック

オリンパスメディカルシステムズ株式会社
〒163-0914　東京都新宿区西新宿2-3-1　新宿モノリス
電話　03-6901-4017

Early detection with ZEISS Colposcopes
Even more reliability for your patients

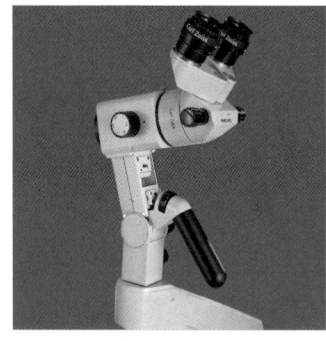

コルポスコープ 150FC 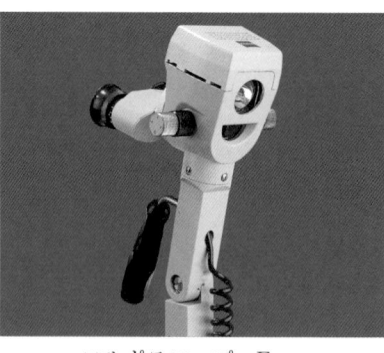　　　　コルポスコープ　E 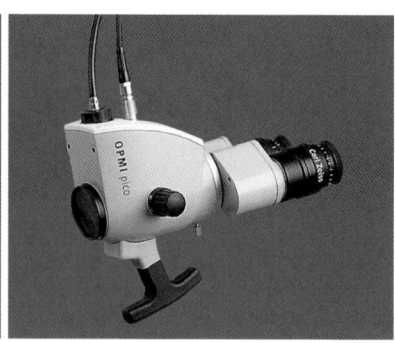　　　　天井懸架型コルポスコープ
　　　　　　　　　　　　　　　　　　　　　　　　　　　　OPMI pico

	コルポスコープ 150FC	コルポスコープ E	天井懸架型コルポスコープ OPMI pico
変倍機構	手動 5 変倍 ($\gamma = 0.4/0.6/1/1.6/2.5$)	手動 3 変倍 $3\times\ 5\times\ 8\times$	手動 5 変倍 ($\gamma = 0.4/0.6/1/1.6/2.5$)
対物レンズ	f = 250mm（標準） f = 300mm	f = 300mm	f = 250mm（標準） f = 300mm M バリオスコープ f = 200mm ～ 300mm まで手動でフォーカス可能（オプション）
フォーカス	ハンドグリップ手動 焦点調節機構 フォーカス範囲 18mm		ハンドグリップ手動焦点調節機構 フォーカス範囲 18mm
照明	ファイバーライトガイド 同軸照明 ハロゲンランプ 12V100W	6V15W ハロゲン球	ファイバーライトガイド 同軸照明 ハロゲンランプ 12V100W 標準 LED 照明（オプション）
視野径（mm）	66.2 44.1 26.5 16.6 10.6 接眼 12.5 × f = 250mm 時		66.2 44.1 26.5 16.6 10.6 接眼 12.5 × f = 250mm 時
フィルター	グリーンフィルター標準装備	グリーンフィルター	グリーンフィルター・オレンジフィルター標準装備
製造販売届出番号	13B1X00119003260	13B1X00119003400	13B1X00119003420

カールツァイスメディテック株式会社

〒 160-0003　東京都新宿区本塩町 22 番地

電話　03-3355-0331

URL　http://www.meditec.zeiss.co.jp/

編集後記

　過去4回，1975年グラーツ，1990年ローマ，2002年バルセロナ，2011年リオデジャネイロと，IFCPCはコルポスコピー所見分類を国際学会期間中に改訂採択してきました．その都度，わが国ではその分類に対応する本邦用の所見分類を，国際分類の一部を改編したうえで日本語訳を付けて採用してきました．グラーツ分類の対応は日本コルポスコピー研究会，ローマ分類対応は日本婦人科病理・コルポスコピー学会，バルセロナ分類とリオデジャネイロ分類対応は日本婦人科腫瘍学会で検討しました．その時々で対応研究会や学会の名称が異なりますが，研究会から学会，学会の名称変更と学会発展の歴史に沿ったものであります．

　日本婦人科腫瘍学会では，バルセロナ分類に準拠した「新コルポスコピースタンダードアトラス：日本婦人科腫瘍学会2005」を発刊し，これは判り易い所見解説や豊富な図譜などにより，日常臨床におけるコルポスコピーの手引書として広く普及しております．一方，今回のリオデジャネイロ分類では，コルポスコピーの基本的概念に大きな変更はありませんが，観察所見の整理・記載の仕方，辺縁所見の新設，浸潤癌所見としての異型血管，リープ切除方式や腟病変への言及など，従来と異なった考え方が随所に導入されています．改訂小委員会では，当初わが国が世界の趨勢に必ずしも全面的に従う必要性はないとの見解もありましたが，今後の英文論文作成や国際用語との整合性を図る意味でも新分類に沿った改訂が不可欠との合意に達し，リオデジャネイロ分類を基盤として大幅に変更を加えました．総合評価としての観察可・不可，扁平円柱境界可視・不可視，移行帯分類，異常所見の概観記載における図解，表現法や独特な辺縁所見の日本語訳，典型写真の選別などに工夫をこらしました．

　特に，わが国特有の概念である「異型血管域」の取扱いには議論が多岐にわたりましたが，微細な異常血管集簇像の病的意義を明確に定義し難いことから，従来の曖昧な表現を排して，癌浸潤を強く疑う血管像を「異型血管」と解釈し，原文通り浸潤癌所見に組み入れました．

　詳細は本書に記載しておりますが，可能な限り簡潔で理解し易い「取扱い規約」としてのアトラス作成を目指し，正常，異常所見，その他非癌所見の症例写真も，第3版の図譜と関連を持たせながら，さらに充実しました．

　編集にあたり，ご協力頂いた日本婦人科腫瘍学会事務局安田利恵さんと中外医学社の小川孝志氏に感謝致しますとともに，「改訂コルポスコピー所見分類：日本婦人科腫瘍学会2014」が今後，皆様の座右の書として日常診療のお役に立つことを心から願う次第です．

　　2014年3月吉日

植田　政嗣

改訂コルポスコピースタンダードアトラス：		
日本婦人科腫瘍学会 2014		ⓒ

発　行	1980 年 8 月 20 日	1 版 1 刷
	1983 年 10 月 20 日	1 版 2 刷
	1994 年 4 月 1 日	2 版 1 刷
	1997 年 9 月 5 日	2 版 2 刷
	2005 年 7 月 20 日	3 版 1 刷
	2007 年 7 月 20 日	3 版 2 刷
	2014 年 4 月 1 日	4 版 1 刷
編著者	公益社団法人　日本婦人科腫瘍学会	
発行者	株式会社　中外医学社	
	代表取締役　青木　滋	
	〒 162-0805　東京都新宿区矢来町 62	
	電　話　(03) 3268-2701 (代)	
	振替口座　00190-1-98814 番	

印刷・製本 / 三和印刷(株)　　　＜ TO・KK ＞
ISBN978-4-498-06035-7　　　Printed in Japan

JCOPY　＜(社)出版者著作権管理機構　委託出版物＞

本書の無断複写は著作権法上での例外を除き禁じられています．
複写される場合は，そのつど事前に，(社)出版者著作権管理機構
(電話 03-3513-6969, FAX 03-3513-6979, e-mail: info@jcopy.
or.jp) の許諾を得てください．

改訂コルポスコピー所見分類：日本婦人科腫瘍学会2014 所見対応略図記載法

	略図の書き方	記載例

A) 総合評価 General assessment (GA)
B) 正常所見 Normal colposcopic findings (NCF)
  1 扁平上皮 Original squamous epithelium (S) ………… ▭
  2 円柱上皮 Columnar epithelium (C) ………… ▤
  3 化生上皮 Metaplastic squamous epithelium (T) ………… ◦◦◦
  備考 ナボット卵 Nabothian cysts (N) ………… Ⓝ
  　　　腺開口 Gland openings (Go) ………… ◎◎◎
C) 異常所見 Abnormal colposcopic findings (ACF)
  概観 General principles
  白色上皮 (W) ………… ▨
  軽度所見 Thin acetowhite epithelium (W1)
  高度所見 Dense acetowhite epithelium (W2)
  モザイク (M) ………… ▦
  軽度所見 Fine mosaic (M1)
  高度所見 Coarse mosaic (M2)
  赤点斑 (P) ………… ⁚⁘⁚
  軽度所見 Fine punctation (P1)
  高度所見 Coarse punctation (P2)
  異常腺開口 Abnormal gland openings (aGo) ………… ⊙
  辺縁所見 (B)
  不規則・地図状辺縁 Irregular, Geographic border (B1) 鋭角辺縁，内部境界，尾根状隆起 Sharp border, Inner border, Ridge sign (B2)
  白斑 Leukoplakia (L) ………… ∧∧∧
  びらん Erosion (Er) ………… Er
D) 浸潤癌所見 Suspicious for invasion (IC)
  異型血管 Atypical vessels (aV) ………… ، ، ،
  付随所見 Additional signs
E) その他の非癌所見 Miscellaneous findings (MF)
  略号
  1 コンジローマ Condyloma (Con) ………… Con
  2 炎症 Inflammation (Inf) ………… Inf
  3 萎縮 Atrophy (Atr) ………… Atr
  4 ポリープ Polyp (Po) ………… Po
  5 潰瘍 Ulcer (Ul) ………… Ul
  6 その他 Others (etc)

注：W, M, P, B の grading は引出線で略号の後に数(1, 2)を入れる．例．W1, W2

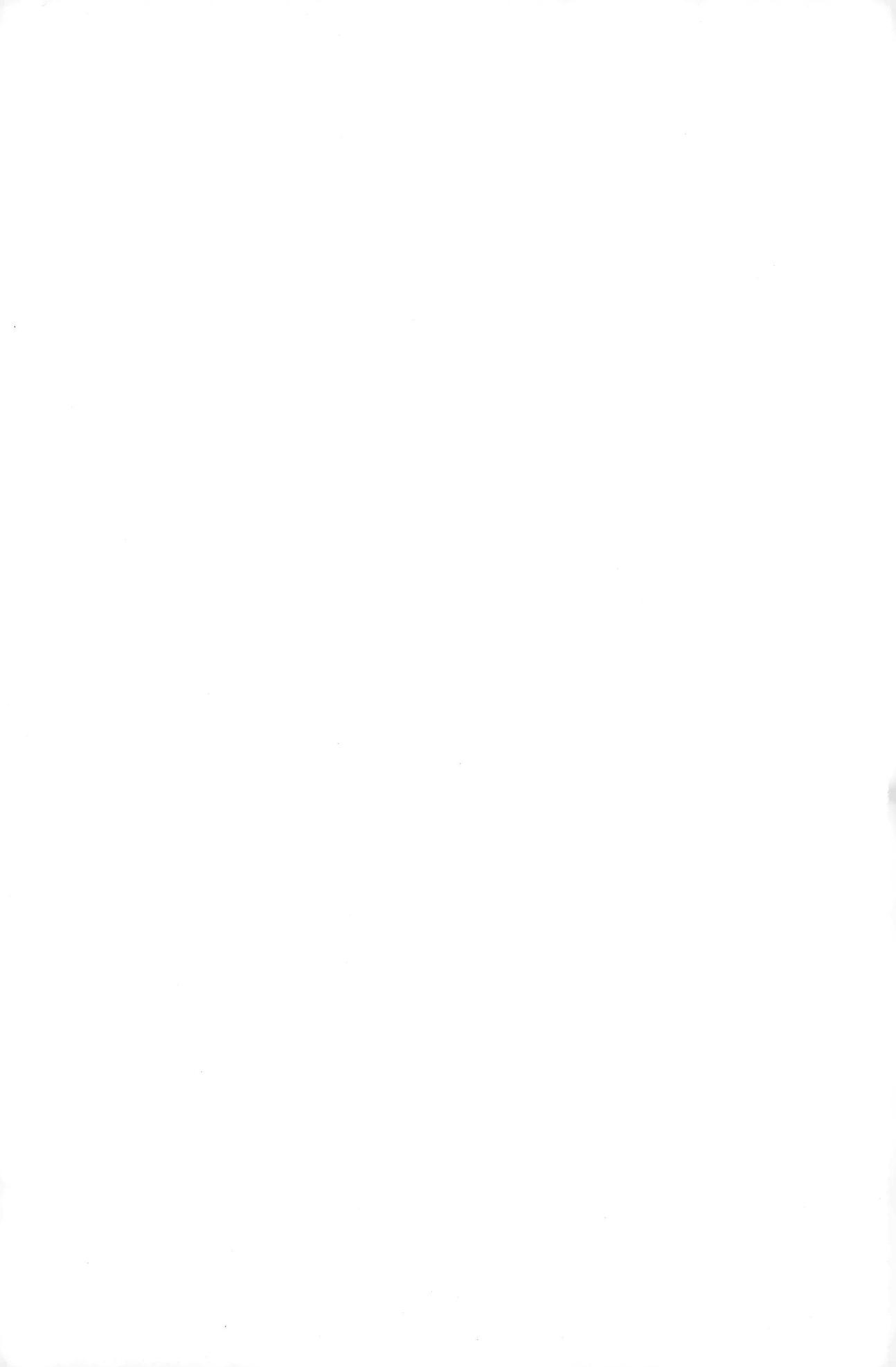